Ledochowski
Nahrungsmittel-Intoleranzen

Der Autor

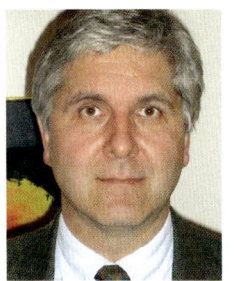

Univ.-Doz. Dr. med. Maximilian Ledochowski
gilt im deutschsprachigen Raum als einer der
Pioniere zum Thema Nahrungsmittel-Intoleranzen. Bereits seit vielen Jahren forscht er zur
Fruktosemalabsorption, mittlerweile auch zu
den anderen Intoleranzen und zu Allergien. Als
Internist und Ernährungsmediziner unterrichtet
er an der Universität in Innsbruck, wo er auch
eine eigene Praxis betreibt.

Univ.-Doz. Dr. med. Maximilian Ledochowski

Nahrungsmittel-Intoleranzen

Unverträglichkeiten erkennen und
gut damit leben

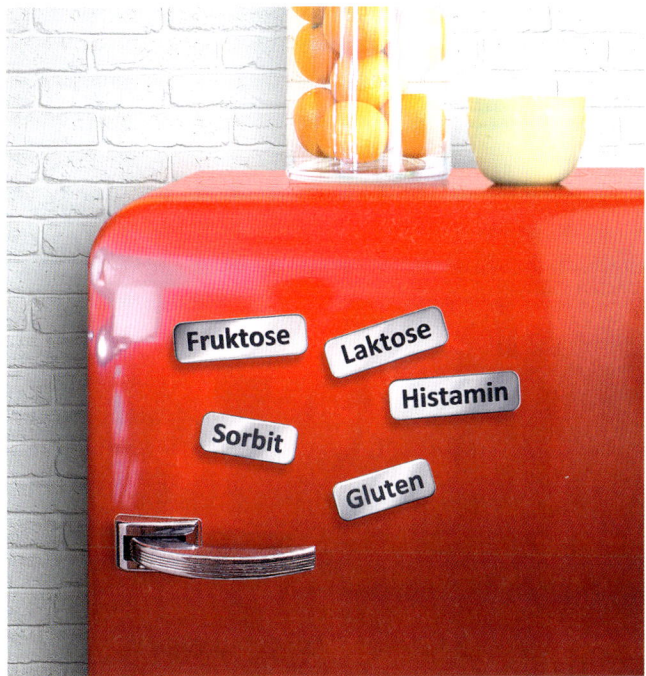

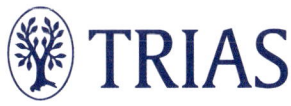

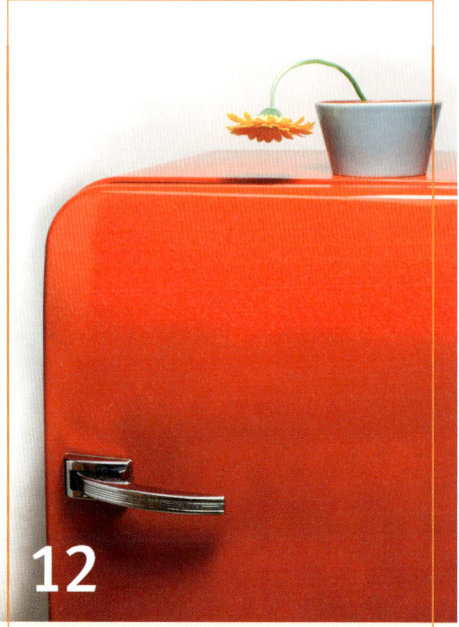

12

Sesam, öffne dich!

Vielen Menschen mit Nahrungsmittelunverträglichkeiten kommt mit der Zeit die Freude am Essen abhanden. Es kann sehr frustrierend sein, wenn man viele Dinge, die man gerne isst, nicht mehr essen kann oder darf. Noch schlimmer ist es, wenn man gar nicht weiß, was genau die Probleme verursacht. Der Wegweiser hilft Ihnen dabei, vermuteten Nahrungsmittelunverträglichkeiten auf die Spur zu kommen. Ganz nebenbei erfahren Sie eine Menge über Sinn und Unsinn von Ernährungsempfehlungen und die Veränderungen in der Produktion von Lebensmitteln. Beides hat möglicherweise mehr mit Ihren Problemen zu tun, als Sie zunächst glauben. Finden Sie mithilfe dieser Informationen die für Sie passenden bzw. unpassenden Nahrungsmittel und einen neuen Weg zu entspanntem und genussvollem Essen!

Liebe Leserin, lieber Leser,

hat man bei Ihnen eine Fruktose-, Sorbit-, Laktose- oder Histaminintoleranz festgestellt oder eine Kombination verschiedener Nahrungsmittelintoleranzen? Oder vertragen Sie vielleicht kein Obst, keine Milchprodukte, keinen Fisch oder keinen Alkohol und wüssten gerne, was dahintersteckt? Leiden Sie unter Bauchschmerzen, Blähungen, Durchfall oder Verstopfung, ohne dass man dafür eine »organische« Ursache hat finden können? Hat man Ihnen erklärt, dass Sie an einem »Reizdarmsyndrom« leiden und eben damit leben müssten?

Schätzungen zufolge vertragen etwa 80 Prozent der Bevölkerung im deutschsprachigen Raum kein Sorbit, rund 33 Prozent können keinen Fruchtzucker und etwa 25 Prozent keinen Milchzucker vertragen. Und das Reizdarmsyndrom gehört zu den Krankheiten mit den schnellsten Zuwachsraten: In manchen Regionen Europas sollen bereits fast 25 Prozent der Einwohner daran leiden – an einer Erkrankung, die immer noch zu den psychosomatischen Krankheiten gezählt wird.

Die Lebensmittelindustrie unternimmt leider nach wie vor wenig Anstrengungen, sich mit dem Problem der Nahrungsmittelunverträglichkeiten ernsthaft auseinanderzusetzen und Nahrungsmittel mit geringem bzw. verringertem »Unverträglichkeitspotenzial« zu produzieren. Dafür existiert inzwischen ein ganzer Wirtschaftszweig, der laufend neue Methoden zur Diagnostik von Nahrungsmittelunverträglichkeiten entwickelt und diese oft über das Internet, über Ernährungsberater oder auch Ärzte anbietet. Die meisten dieser Untersuchungsmethoden sind bisher jedoch nie wissenschaftlich untersucht worden. Das Ergebnis ist aber stets eine lange Liste von verbotenen oder empfohlenen Nahrungsmitteln.

Dem gegenüber steht das völlige Versagen des Gesetzgebers. Die Gesetzgebung wird den heutigen Produktionsmethoden schlicht nicht mehr gerecht, zum Beispiel werden etwaige Nebenwirkungen von Nahrungsmitteln überhaupt nicht erfasst. Von Gesetzes wegen gibt es nur »sichere«, »unsichere« und »verdorbene« Nahrungsmittel, aber keine Nebenwirkungen. Und wo mangels Gesetz kein Gesetzesverstoß vorliegt, lässt sich auch kein Recht einklagen. So kommt es, dass die Lebensmittelindustrie ihre Produktionsweise weitgehend unkontrolliert verändern kann, meist mit dem Ziel, ihre Produkte immer billiger herzustellen. Nur leider werden diese dadurch oft unverträglicher für den Konsumenten. Treten dann Nebenwirkungen auf (die im Gesetz ja nicht vorgesehen sind), werden diese Erscheinungen in der Regel als »individuelle Unverträglichkeit« ausgelegt, selbst wenn mehr als 80 Prozent der Bevölkerung davon betroffen sind.

Trotz strenger Einhaltung der empfohlenen Diäten erfahren viele Menschen keine Besserung. Je schlechter es ihnen geht, desto mehr versuchen sie, sich »gesund« zu ernähren. Oft geben sie viel Geld aus, um sich teure Spezialnahrungsmittel aus Reformhäusern oder Nahrungsergänzungsmittel aus Drogerien zu kaufen. Doch nicht selten kommt es gerade durch das Bestreben, sich besonders gesund zu ernähren, zu einer Zunahme der Beschwerden. So erlebe ich es tagtäglich in meiner Praxis.

Nahrungsmittelunverträglichkeiten zeichnen sich durch eine sehr hohe Komplexität aus. Oft kommt es erst durch das Zusammenspiel verschiedener Faktoren zu Unverträglichkeitsreaktionen. So kann ein und dasselbe Nahrungsmittel bei einer Gelegenheit eindeutige Unverträglichkeitsreaktionen hervorrufen und bei einer anderen problemlos verzehrt werden. Dies führt bei den Betroffenen verständlicherweise zu Verunsicherung.

In diesem Buch werde ich einige sehr häufig vorkommende Unverträglichkeitsreaktionen und die Zusammenhänge zwischen ihnen beschreiben und außerdem die kleinen, aber bedeutenden Unterschiede zwischen Nahrungsmittelunverträglichkeit und -allergie erklären. Sie sollen erfahren, was Sie selbst tun können und worauf Sie achten müssen, wenn Sie professionelle Hilfe suchen. Ich möchte Sie auch dazu ermuntern, sich in Selbsthilfegruppen zusammenzuschließen. Hier können Sie nicht nur mit anderen Betroffenen Erfahrungen und Rezepte austauschen, sondern auch als Gruppe in Erscheinung treten und öffentlich auf die zunehmende Bedeutung von Nahrungsmittelunverträglichkeiten hinweisen. Vom Internet als Informationsquelle möchte ich jedoch dringend abraten, auf die Gründe dafür gehe ich später ausführlich ein.

Maximilian Ledochowski, Innsbruck

Januar 2014

Anna, 22 Jahre

» Annas Odyssee – ein typischer Fall

Anna K. war etwas übergewichtig und litt wie ihre Mutter an Diabetes, der aber noch mit Medikamenten behandelt werden konnte. Frau K. kaufte nicht nur für ihre Mutter, sondern auch für sich selbst immer Diabetikerprodukte. Obst, Gemüse, Ballaststoffe sowie reichlich Milch und Milchprodukte standen täglich auf ihrem Speiseplan. Ganz so, wie in allen Gesundheitsratgebern oder Fernsehsendungen zu diesem Thema geraten wird.
Schon seit Jahren litt Anna K. an Blähungen, doch sie glaubte, das sei »normal«. Erst als sich chronischer Durchfall dazugesellte und sie sich nach jedem Essen »wie betrunken fühlte«, ging Frau K. zum Arzt. Der stellte mit einem Atemtest eine Fruchtzuckerunverträglichkeit fest und verbot ihr, Fruchtsäfte zu trinken

und zu viel Obst zu essen. Kurzfristig besserten sich ihre Beschwerden, aber schon bald war alles wieder beim Alten. Mit einem weiteren Atemtest stellte ihr Hausarzt eine Sorbitintoleranz fest und verbot ihr sämtliche Diabetikerprodukte. Wieder trat eine vorübergehende Besserung ein.

Nun hatte Frau K. Angst, nicht genügend Vitamine und Spurenelemente zu sich zu nehmen. Sie kaufte sich deshalb Brausetabletten und konsumierte noch mehr Milch und Milchprodukte, um ja keine »Mangelerscheinungen« zu bekommen. Als die Probleme nicht weniger, sondern mehr wurden, suchte sie erneut ihren Hausarzt auf, der nun einen »großen Nahrungsmittelunverträglichkeits-Test« veranlasste und sie außerdem an eine gastroenterologische Ambulanz überwies. Dort wurde eine Laktoseintoleranz festgestellt; zusätzlich zu den bisherigen Diäten sollte Frau K. eine laktosefreie Diät einhalten, was jedoch wieder nicht zu einer anhaltenden Besserung führte.

Nach einer neuerlichen Untersuchung in der gastroenterologischen Spezialambulanz mit Magen- und Dickdarmspiegelung wurde die Diagnose Reizdarmsyndrom gestellt. »Damit müssen Sie leben lernen«, sagte man Frau K. und bot ihr an, sie zum Psychotherapeuten zu überweisen, damit sie mit ihrer Krankheit besser umgehen lernt.

Ihrem Hausarzt lag inzwischen das Ergebnis des Tests auf Nahrungsmittelunverträglichkeiten vor: Von den 300 untersuchten Lebensmitteln waren angeblich 150 unverträglich für Frau K. Mit Tränen in den Augen kam sie schließlich in meine Sprechstunde und wollte wissen, was sie denn überhaupt noch essen dürfe: Fruchtzucker, Sorbit, Milch und Milchprodukte sowie 150 andere Lebensmittel musste sie schon weglassen – da blieb nicht mehr viel zum Abwechseln übrig. Und trotz dieser Einschränkungen waren ihre Beschwerden nach wie vor vorhanden, und ihre Zuckerkrankheit wurde immer schlechter.

Im Fall von Frau K. konnte letzlich eine Unverträglichkeit von einem Brotbestandteil gefunden werden. Als sie den vermied, heilten auch die Laktoseintoleranz und die Fruktoseintoleranz aus, nur die Sorbitintoleranz blieb weiter bestehen. Aber auf Sorbit konnte sie am leichtesten verzichten, noch dazu musste sie nicht mehr so viel Geld für die teuren Diabetikerprodukte ausgeben. Mit der Verbesserung ihrer Verdauungsbeschwerden verbesserten sich auch Stimmung und Antrieb. Sie hatte wieder mehr Spaß an Bewegung, nahm Gewicht ab und konnte die Diabetesmedikamente absetzen. Obwohl – oder gerade weil – sie keine Diabetikerprodukte mehr zu sich nahm. ▬

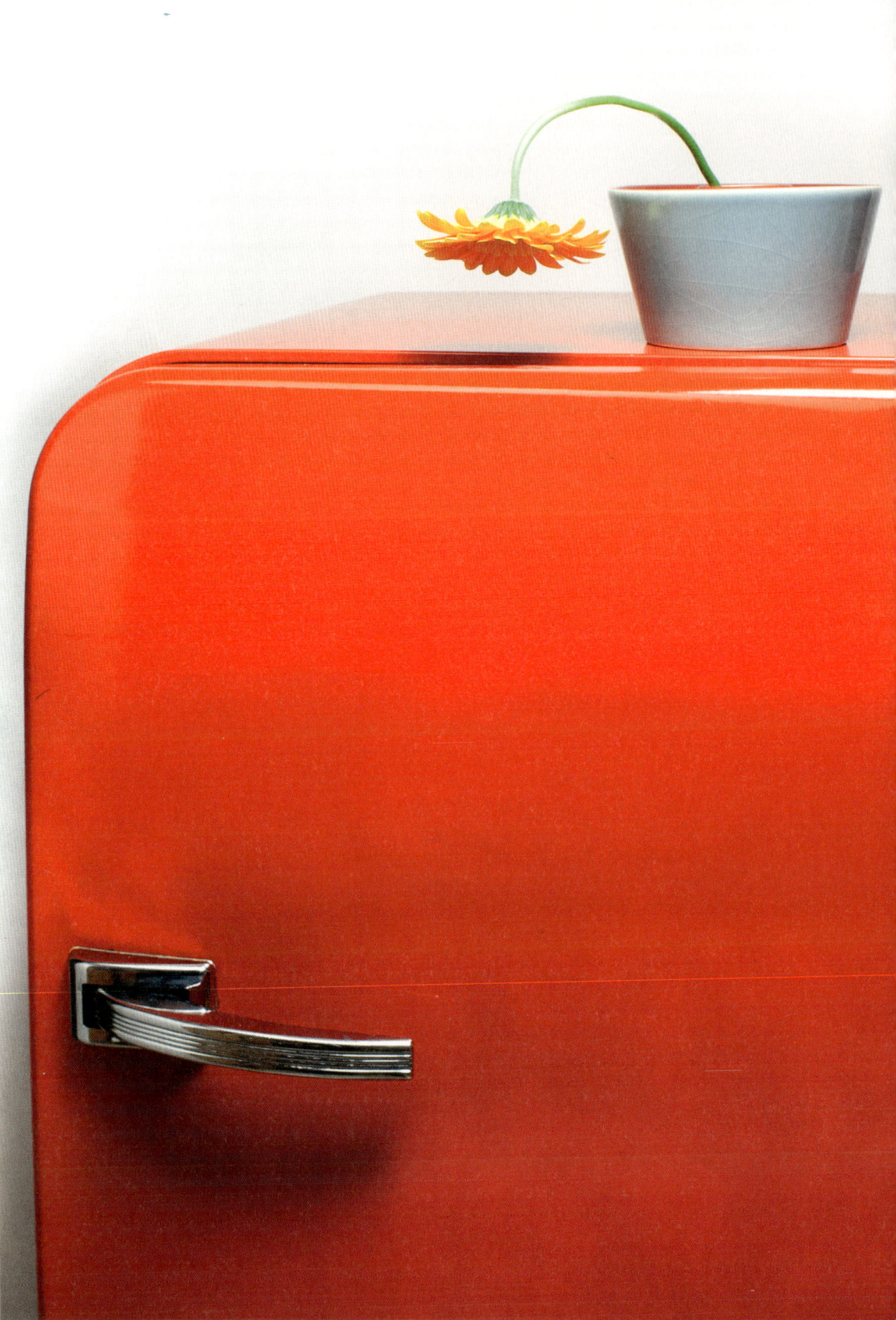

Wie entstehen Unverträglichkeiten?

Nehmen Nahrungsmittelunverträglichkeiten zu, werden sie nur öfter diagnostiziert oder sind sie gar nur eine Mode-
erscheinung? Auch wenn es zunächst
überraschend klingt: Hauptgrund für die
wachsende Zahl von Nahrungsmittelunverträglichkeiten sind einige Errungen-
schaften der modernen Zivilisation.

Unser Verdauungssystem

Mit Essen und Trinken führen wir unserem Körper Brennstoff (Energie) und Baumaterial (für die Zellneubildung) zu. Der Verdauungsapparat hat dabei nicht nur die Aufgabe, die aus Speisen und Getränken stammenden »Rohmaterialien« so weit aufzubereiten, dass sie in den Körper aufgenommen werden können. Er muss auch die Aufnahme der Nährstoffe regeln und für die Ausscheidung der nicht verdaubaren Nahrungsreste sorgen.

Darüber hinaus muss der Darm den Rest des Körpers vor den Mikroorganismen (der sogenannten Darmflora) »abschirmen«, die in ihm leben. Deshalb sind auch die meisten immunkompetenten Zellen im Darm zu finden. Das Verdauungssystem hat keine Wahl: Es muss alles, was wir uns »einverleiben«, in irgendeiner Weise be- und verarbeiten. Wenn die Zusammensetzung oder die Auswahl der Nahrung nicht dem entspricht, worauf das System im Lauf der Evolution optimiert wurde, kann es zu Problemen kommen, die sich dann oft als Nahrungsmittelunverträglichkeiten äußern. Vor allem durch moderne Nahrungsmittelbestandteile bzw. Verarbeitungsmethoden sind solche Unverträglichkeitsreaktionen vorprogrammiert.

Der Weg der Nahrung

Die Verdauung beginnt bereits im **Mund**. Durch das Kauen wird die Nahrung mechanisch zerkleinert. Gleichzeitig bilden die Speicheldrüsen Sekret, welches unter anderen das Verdauungsenzym Amylase enthält. Dieses hat die Aufgabe, die Kohlenhydrate in seine Zuckerbausteine aufzuspalten. Das ist der Grund, warum zum Beispiel Brot süßlich schmeckt, wenn man es lange genug kaut. Bei Stress wird weniger Speichel produziert, man bekommt einen trockenen Mund (es »bleibt einem die Spucke weg«). So kann es allein durch Stress schon im Mund zu einer ersten »Verdauungsstörung« kommen, die sich später mit Beschwerden im Bauch bemerkbar macht. Auch ein lückenhaftes Gebiss führt manchmal zu Unverträglichkeitsreaktionen: Weil nicht richtig gekaut werden kann, sind die Nahrungspartikel, die in den Verdauungstrakt gelangen, zu groß. Das erschwert ihre Aufspaltung und ruft so Beschwerden hervor.

Der **Magen** stellt nicht nur ein Reservoir für die aufgenommenen Speisen dar, sondern hat ebenfalls Verdauungsfunktionen: Er spaltet Eiweiße (mit Pepsin) und Fette (mit Lipasen) auf und verdaut sie auf diese Weise vor. Durch die Bildung von Magensäure werden die meisten Bakterien, die mit der Nahrung aufgenommen wurden, abgetötet.

Außerdem führt die Magensäure zur Zerstörung von eiweißhaltigen Allergenen und schützt so in gewisser Weise vor der Entstehung von Allergien. Diese notwendigen Eigenschaften der Magensäure werden häufig

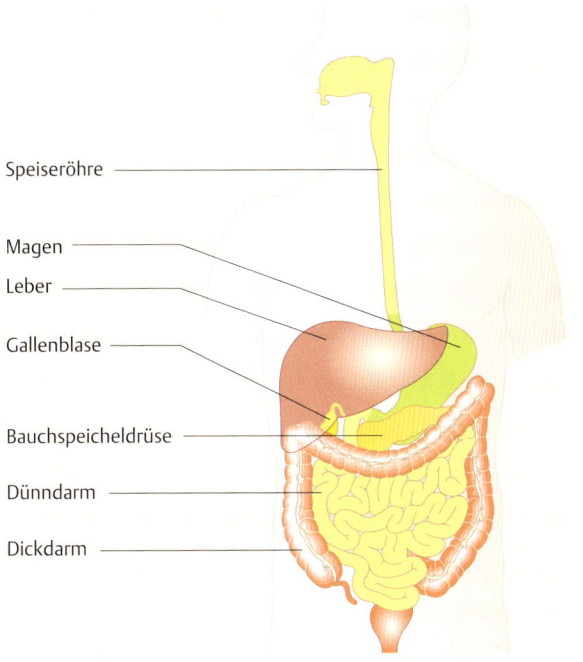

Speiseröhre

Magen

Leber

Gallenblase

Bauchspeicheldrüse

Dünndarm

Dickdarm

▶ Das menschliche Verdauungssystem

durch Säureblocker und Antazida (magensäu-
rebindende Mittel) zunichte gemacht. Man
nimmt an, dass ein Teil der Nahrungsmittelallergien auch auf den wachsenden Einsatz
von immer wirksameren säureblockierenden
Medikamenten zurückgeht. Der Magen sorgt
außerdem dafür, dass der Speisebrei nur in
so kleinen Portionen in den Darm gelangt,
dass diese dort auch ausreichend aufgespalten werden können. Bei zu rascher oder zu
langsamer Entleerung kommt es ebenfalls zu
Beschwerden, die eventuell mit einer Nahrungsmittelunverträglichkeit in Zusammenhang stehen.

Die wichtigsten Verdauungsstationen sind
Dünndarm und Dickdarm. Ihre Aufgaben sind
allerdings so unterschiedlich, dass man fast
von zwei verschiedenen Organen sprechen
könnte.

Der Dünndarm: zentraler Umschlagplatz

Im Dünndarm befinden sich normalerweise
nur wenige Bakterien: etwa 100 bis maxi-
mal 100 000 pro Milliliter Darminhalt. In den
Dünndarm schütten **Gallenblase** und **Bauchspeicheldrüse** Verdauungssäfte aus, die Fette,
Kohlenhydrate und Eiweiße (Proteine) aus
der Nahrung in ihre Bestandteile zerlegen.
Anschließend sorgen verschiedene »Pumpen«
in der Darmwand dafür, dass diese Bausteine
aus dem Darm in die Lymphe oder Blutbahn
transportiert werden und so dem Körper für
den Stoffwechsel zur Verfügung stehen. Dieser Vorgang heißt Resorption.

Störungen der Gallenblasen- oder der Bauch-
speicheldrüsenfunktion führen manchmal zu
Verdauungsproblemen, die denen einer Nah-

rungsmittelunverträglichkeit ähneln. Substanzen, die im Dünndarm nicht aufgespalten werden können, und Nahrungsbestandteile, welche die Transporter nicht wegzuschaffen vermögen, gelangen als »Ballaststoffe« in den Dickdarm. Diese nicht aufgenommenen Nahrungsmittelbestandteile stellen oft die Wurzel für die Entstehung von Nahrungsmittelunverträglichkeiten dar.

Der Dickdarm als »Nachbrenner«

Aufgabe des Dickdarms ist es, die ankommenden Rest- oder Ballaststoffe durch Vergärung (Fermentation) mithilfe der Darmbakterien weiterzuverarbeiten sowie bakterielle Abbauprodukte zu entgiften oder so aufzuarbeiten, dass noch verwertbare Stoffe entstehen. Während des Fermentationsprozesses im Dickdarm werden Gase gebildet, die man als Blähungen (Meteorismus) verspürt. Je mehr Nahrungsmittelbestandteile im Dickdarm ankommen, desto ausgeprägter ist die Gasbildung. Gleichzeitig entstehen im Rahmen der Fermentation kurzkettige Fettsäuren, die Wasser in den Darm »ziehen« und so das Symptom Durchfall hervorrufen.

Im **Enddarm** (Rektum) wird der Stuhl schließlich eingedickt, indem ihm noch so weit wie möglich Wasser entzogen wird.

Im Dickdarm leben schätzungsweise 10^{14}–10^{15} Bakterien, das sind ca. 1,5 Kilogramm (Trockenmasse). Damit kommen auf jede menschliche Körperzelle 10–100 Bakterien im Darm. Die Stoffwechselaktivität der im Dickdarm lebenden Bakterien ist so bedeutend, dass man fast von einem »Organ Stuhl« sprechen kann. In jedem Fall stellt der Stuhl jedoch ein eigenes »Ökosystem« dar, welches im funktionellen Gleichgewicht mit dem menschlichen Organismus stehen muss, damit keine Krankheiten entstehen. Dieses Gleichgewicht gerät in Gefahr, wenn aus dem Dünndarm zu große Mengen nicht resorbierter Stoffe in den Dickdarm gelangen und die Darmbakterien daraus Substanzen produzieren, die die Darmschleimhaut schädigen. Noch schlimmer ist es, wenn sich die Bakterien so stark vermehren, dass sie sich bis in den Dünndarm ausbreiten und dort mit ihren Stoffwechselprodukten Schaden anrichten (siehe SIBOS Seite 18). Hier liegt eine weitere mögliche Ursache für die Entstehung von Nahrungsmittelunverträglichkeiten.

Einflüsse auf das Ökosystem Darm

Eine **zu hohe Nährstoffzufuhr** kann das Ökosystem Darm empfindlich beeinflussen, wenn die Resorptionskapazität des Darms überfordert wird und damit praktisch alle Nahrungsmittel zu »Ballaststoffen« werden (siehe Kapitel »Ballaststoffe – schlechter als ihr Ruf?« Seite 29). In diesem Fall sprechen Mediziner vom »Overfeeding Syndrome«, das jedoch nicht mit »Überernährung« verwechselt werden darf:

- Beim **Overfeeding-Syndrom** wird mehr gegessen, als der Darm resorbieren kann. Die

Folge sind Reizdarmsymptome (ohne dass dabei unbedingt Übergewicht auftreten muss). Auf das Thema Reizdarm kommen wir später noch ausführlicher zu sprechen (Seite 70).
- Bei der **Überernährung** wird mehr gegessen, als der Körper zur Aufrechterhaltung seines Energiehaushalts braucht. Die Folge ist Übergewicht (ohne dass dabei Reizdarmsymptome auftreten müssen).

Resorptionsstörungen

Hinter dem Fachbegriff »selektive Malabsorptionssyndrome« verbergen sich Resorptionsstörungen für einzelne Nahrungsmittelbestandteile; sie bilden häufig den Ausgangspunkt für eine vermehrte Empfindlichkeit gegenüber vielen Nahrungsmitteln. Grund dafür ist, dass der nicht resorbierte Nahrungsbestandteil fast immer zu einer **Fehlbesiedelung** des Darms mit den Mikroorganismen führt, die diesen Nährstoff bevorzugt verarbeiten (siehe Reizdarmsyndrom Seite 70). So führt eine Fettresorptionsstörung beispielsweise zum Wachstum von fettverbrauchenden Bakterien; übel riechende voluminöse und schmierige Fettstühle sind die Folge, der Arzt spricht von »Steatorrhö«.

Bei einer Kohlenhydratresorptionsstörung vermehren sich vor allem die zuckerverwertenden Bakterien; Folgen sind Blähungen, schwimmende Stühle und Durchfall, medizinisch: »Diarrhö«. Steht eine Eiweißverdauungsstörung im Vordergrund, kommt es zu übel riechenden, aber nicht schmierigen Stühlen, Fachbegriff: »Kreatorrhö«.

Resistente Stärke

Ein weiterer, nicht zu unterschätzender Punkt: In industriell vorgefertigter Nahrung und bei der Verarbeitung von Lebensmitteln in Großküchen (mit langem Warmhalten der Speisen oder wiederholten Kühl- und Auftauprozessen) entstehen Vernetzungen von Stärkemolekülen, die sogenannte resistente oder modifizierte Stärke. Diese kann vom menschlichen Verdauungssystem ebenfalls nicht oder nur schlecht aufgespalten werden und stellt somit einen **Ballaststoff** dar. Resistente Stärke wird in letzter Zeit – vor allem Milchprodukten – absichtlich bei der Herstellung zugefügt.

In »Wikipedia« kann man auch den Grund dafür nachlesen: »Modifizierte Stärken werden in der Lebensmittelindustrie eingesetzt, da sie gegenüber natürlicher Stärke bessere Hitzestabilität, Säurestabilität, Scherstabilität sowie ein besseres Gefrier- und Auftauverhalten zeigen.« Das Problem ist nur, dass sie – im Gegensatz zur natürlichen Stärke – nicht verdaubar sind. Wir haben es also mit einem für die Ernährung wertlosen Nahrungsmittelbestandteil zu tun, der überdies für eine nachhaltige Störung des »Ökosystems Darm« sorgt und damit den Weg für Nahrungsmittelunverträglichkeiten bahnt.

Den Verbraucher stärken

Diese modifizierten Stärkemoleküle nützen allein dem Hersteller und dem Handel, aber nicht dem Konsumenten. Man kann sich des Eindrucks nicht erwehren, dass in der Lebensmittelproduktion nur noch auf Preisgestaltung, Lagerbarkeit und Transportfähigkeit Wert gelegt wird, aber nicht mehr auf Verträglichkeit und Nutzen eines Produkts. Nachdem diese Entwicklung – in meinen Augen – bereits so dramatische Ausmaße angenommen hat, dass die Folgen nicht mehr von Ärzten und Ernährungsexpertenn aufgefangen werden können, sind dringend Gesetzesänderungen nötig:

Wir brauchen die **Beweislastumkehr**. Das heißt, bei Auftreten von gesundheitlichen Schäden darf die Beweislast in Zukunft nicht mehr beim Konsumenten liegen (dass ihn ein bestimmtes Nahrungsmittel krank gemacht hat), sondern die Beweislast muss beim Hersteller liegen (dass eine bestimmte Krankheit nicht durch sein Produkt verursacht worden ist). Mit dieser gesetzlichen Änderung würden zahlreiche Nahrungsmittelunverträglichkeiten binnen kürzester Zeit verschwinden, da die Hersteller gefährliche Nahrungsmittel gewiss alsbald aus den Regalen nähmen, um nicht regresspflichtig zu werden.

Ich kann Leserinnen und Leser an dieser Stelle nur nachdrücklich ermutigen, als Lobbyisten in eigener Sache aufzutreten und diese Idee, dieses Anliegen in die Öffentlichkeit zu tragen. Es bleibt zu hoffen, dass sich die zuständigen EU-Kommissare vielleicht doch noch besinnen und im Sinne des Volkes handeln und nicht im Sinne der Lebensmittel- und Agrarindustrie.

Einflüsse auf die Darmflora

Wie stark sich die im Dickdarm ansässigen Bakterien, Pilze und Parasiten vermehren, hängt in erster Linie von den vorhandenen Nährstoffen ab. Das Nährstoffangebot wiederum hängt davon ab, was der Mensch an Nahrung zu sich nimmt und was er davon aus dem Darm aufnehmen (resorbieren) kann.

Die Mikroorganismen im Darm leben vor allem von den Nahrungsbestandteilen, die nicht resorbiert werden. Diese nicht resorbierten Bestandteile werden als »Ballaststoffe« bezeichnet. Nachdem bei Fruktose- bzw. Laktoseunverträglichkeit die Substanzen Fruktose (Fruchtzucker) bzw. Laktose (Milchzucker) nicht resorbiert werden können, müssten diese eigentlich als Ballaststoffe gelten – allerdings nur bei den betroffenen Individuen. Das heißt, dass sich der Begriff »Ballaststoff« gar nicht genau definieren lässt. Das heißt aber auch, dass eine Substanz bei einem Menschen Ballaststoffcharakter besitzt, bei einem anderen aber nicht. Viele Ernährungsratgeber und sogenannte Experten lassen diese wichtige Tatsache außer Acht.

»Zellschrott« als Nahrungsquelle

Als weitere Nährstoffquelle dienen den Bakterien abgeschilferte Zellen der Darmschleimhaut. Diese hat eine enorm hohe Regenerationsrate und kann sich innerhalb von 48 bis 72 Stunden völlig erneuern. Wie schnell sie sich regeneriert, hängt davon ab, ob viel oder wenig resorbiert werden muss und ob entzündliche Prozesse stattfinden. Diese Nahrungsquelle für Mikroorganismen im Darm wird regelmäßig unterschätzt, aber sie ist eine Erklärung dafür, dass manche Menschen Symptome entwickeln, die Nahrungsmittelunverträglichkeiten ähneln, obwohl sie gar nichts essen oder nur Wasser trinken.

Sowohl bei Darmerkrankungen als auch im Rahmen von Unverträglichkeitsreaktionen kann es zu anhaltenden Entzündungsprozessen kommen, die zu einer raschen Abschilferung der Schleimhautzellen sowie zur Exsudatbildung (Übertreten von Blutplasma

---

WISSEN

Eiweiß und Histaminintoleranz

Vor allem bei der Histaminintoleranz kann der Autodigestionsmechanismus eine bedeutende Rolle spielen, da die anfallenden Proteine meist reichlich Histidin enthalten, eine Aminosäure, die von den Bakterien zu Histamin abgebaut wird. Aber auch andere Aminosäuren mit einer ähnlichen chemischen Struktur können zu »biogenen Aminen« (siehe Seite 101) umgewandelt werden und Symptome ähnlich einer Histaminintoleranz verursachen.

in den Darm) führen. Auf diese Weise gelangen große Mengen Eiweiß in den Darm, wo sie abgebaut und wiederverwertet werden; diesen Vorgang nennt man auch »Selbstverdauung« (Autodigestion). Pro Kilogramm Körpergewicht wird schätzungsweise ein Gramm Eiweiß pro Tag allein auf dem Weg der Selbstverdauung verstoffwechselt! Zum Vergleich: Über die Nahrung nehmen wir ein bis zwei Gramm Eiweiß pro Tag und Kilogramm Körpergewicht zu uns. Das heißt etwa ein Drittel unserer Eiweißversorgung stammt aus der »Selbstverdauung«.

Was Fasten bewirkt

Eine hohe Nahrungszufuhr geht mit einer gesteigerten Umsatzrate des Darmepithels einher, während Fastenperioden diese Zellen in eine Art »Ruhephase« versetzen und so die Umsatzrate wieder herunterregulieren. Wenn Infektionen oder entzündliche Prozesse in der Darmschleimhaut während des Fastens abheilen, kommt es zwangsläufig zu einer vermehrten Regeneration. Übermäßige Nahrungszufuhr führt darüber hinaus auch zu einer höheren Abschilferungsrate der Darmschleimhaut mit vermehrtem Wachstum oft unerwünschter Bakterien, was ebenfalls die Entstehung von Nahrungsmittelunverträglichkeiten begünstigen kann. Manchmal kommt es aus diesem Grund nach Heilfastenperioden zu einer Besserung von Nahrungsmittelunverträglichkeiten.

Hemmende Faktoren

Umgekehrt gibt es eine Reihe wachstumshemmender Faktoren, die das Ökosystem Darmflora regulieren. Einerseits bildet der Mensch selber antimikrobielle Substanzen, andererseits stellen die Mikroorganismen der Darmflora im Kampf ums Überleben bakteri-

zide und fungizide Substanzen her, die auf die Konkurrenz wachstumshemmend wirken.

Zu den körpereigenen antimikrobiellen Substanzen gehören Antikörper, die mit dem im Darm gebildeten Schleim ausgeschieden werden (siehe sIgA Seite 19). Über die Darmschleimhaut auswandernde weiße Blutkörperchen stellen ebenfalls eine wesentliche Abwehrlinie des Körpers dar. Darüber hinaus gibt es noch weitere vom Körper selbst gebildete Stoffe, die sogenannten Defensine, die wie Antibiotika wirken und damit das Wachstum der Mikroorganismen im Darm beeinflussen.

So kann ein Mangel an Defensinen wahrscheinlich zum vermehrten Wachstum von *Mycobacterium avium paratuberculosis* (dem Erreger der Paratuberkulose) und in der Folge zu chronisch entzündlichen Darmerkrankungen wie etwa Morbus Crohn führen. Oft gehen dem Ausbruch dieser Erkrankung Nahrungsmittelunverträglichkeiten voraus. Deshalb sollten Patienten mit Nahrungsmittelunverträglichkeiten von ihrem Arzt regelmäßig untersucht werden, insbesondere wenn eine Nahrungsmittelunverträglichkeit trotz eingehaltener Diät wieder schlechter wird,

Auch **Antikörpermangelsyndrome** können zu einer Störung des »Ökosystems Darm« führen und müssen bei der Abklärung von Nahrungsmittelunverträglichkeiten in Betracht gezogen werden.

In eigenen Studien konnten wir zeigen, dass das »Glückshormon« Serotonin, das im Nervensystem des Darms in großen Mengen gebildet wird, dort pilz- und bakterientötende Wirkung an den Tag legt. **Antidepressiva**, die in den Serotoninstoffwechsel eingreifen, entfalten ebenfalls eine hemmende Wirkung auf das Wachstum von Pilzen und manchen Bakterien, so dass ihre Wirkung beim Reizdarmsyndrom wahrscheinlich nicht nur »rein psychisch« ist.

Folgen einer »Fehlbesiedelung«

Als »small intestinal bacterial overgrowth syndrome« (SIBOS) bezeichnet man massives Bakterienwachstum im Dünndarm, wo normalerweise kaum Keime vorkommen. Zu einer solchen Fehlbesiedelung kann es kommen, wenn die Ileozökalklappe undicht ist. Die Ileozökalklappe ist eine Schleimhautfalte, die verhindert, dass Dickdarminhalt in den Dünndarm gelangt. Blähungen, wie sie zum Beispiel bei der Fruktosemalabsorption vorkommen, führen im Dickdarm zu einer Drucksteigerung, durch die die Ileozökalklappe aufgedrückt werden kann und damit undicht wird. Das ermöglicht es Bakterien, vom Dickdarm her in den Dünndarm einzudringen und immer weiter nach oben zu wandern. Außerdem können Motilitätsstörungen des Darms (verlangsamte Peristaltik), wie sie bei psychischen Erkrankungen oder nach der Einnahme bestimmter Psychopharmaka auftreten, die Entstehung einer Fehlbesiedelung begünstigen; dasselbe gilt für Medikamente, welche die Magensäurebildung hemmen oder neutralisieren.

Das Bakterienwachstum im Dünndarm kann über den Wasserstoffanstieg im Atem leicht nachgewiesen werden (siehe H_2-Atemtest Seite 55). Bei betroffenen Patienten treten nach dem Verzehr schlecht resorbierbarer Kohlenhydrate fast immer Beschwerden auf. Typische Symptome sind Appetitlosigkeit und »unerklärliche«, vor allem morgens auftretende Übelkeit. Auffällig ist, dass diese Patienten oft leicht erhöhte Entzündungswerte aufweisen.

WISSEN

Milch, Reis und Morbus Crohn

Für den mutmaßlichen Zusammenhang zwischen Milchkonsum und Morbus Crohn spielt die moderne Landwirtschaft eine wesentliche Rolle: Nachdem in der Milchwirtschaft fast nur noch Hochleistungsrinder zum Einsatz kommen und diese anscheinend anfälliger für Paratuberkulose sind, lässt sich in den meisten – auch in den pasteurisierten – Milchen genetisches Material des Krankheitserregers *Mycobacterium avium paratuberculosis* (MAP) nachweisen. Nachdem wir selbst ein Labor beauftragt hatten, 40 Packungen pasteurisierter Milchproben auf MAP zu untersuchen, wurde uns mitgeteilt, 70 Prozent der Proben seien infiziert. Kurz darauf ging das Labor (unerklärlicherweise) in Konkurs, sodass wir keinen schriftlichen Befund mehr bekommen konnten und dieses Ergebnis daher nur als »Vermutung« gelten darf. Würden sich diese Zahlen aber bestätigen, wäre das eine weitere Erklärung für die extreme Zunahme von Nahrungsmittelunverträglichkeiten – und eine Katastrophe.

Zu denken geben sollte uns aber auch, dass Morbus Crohn in letzter Zeit sogar schon bei Säuglingen auftritt, ein völlig neues Phänomen. Ein Mitarbeiter eines großen Herstellers für Babynahrung teilte mir hinter vorgehaltener Hand mit, dass hart an diesem Problem gearbeitet werde. Man vermute, die Erreger stammten aus Reispulver, das aus dem Fernen Osten eingeführt wird.

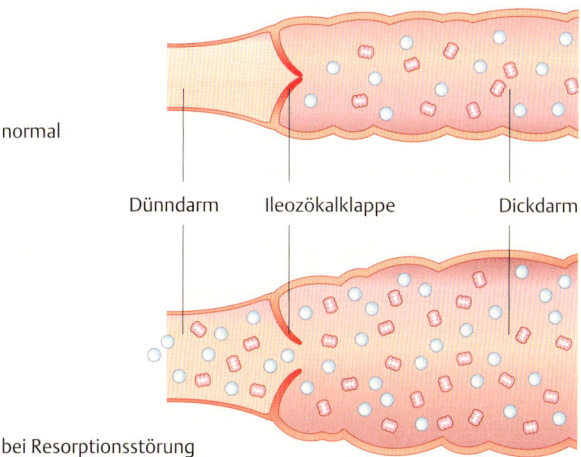

normal

Dünndarm   Ileozökalklappe   Dickdarm

bei Resorptionsstörung

▶ Wenn Kohlenhydrate (wie zum Beispiel Fruktose) nicht resorbiert werden können, vermehren sich die Bakterien im Dickdarm sehr stark und bilden viel Gas. Dadurch kann die Ileozökalklappe zwischen Dick- und Dünndarm undicht werden, Bakterien gelangen in den Dünndarm und produzieren dort ebenfalls Gas.

Darm und Immunsystem

Die Bakterienflora im Darm wird durch die verschiedenen Nahrungsmittel bei jedem Menschen anders beeinflusst. Die Unterschiede hängen aber nicht nur von der Art der Bakterienbesiedelung und von der Fähigkeit des Darms ab, verschiedene Nahrungsmittelbestandteile aufzunehmen, sondern auch ganz wesentlich von den Abwehrmechanismen, die dem Darm zur Verfügung stehen.

Der Darm stellt die größte Kontaktfläche des Menschen zur Umwelt dar. Während die Haut 1,5–2 Quadratmeter Oberfläche aufweist, hat der Darm eine Oberfläche von 200–400 Quadratmetern! Die Darmwand ist sozusagen die größte Grenze zwischen innen und außen, darum hat das Immunsystem die meisten seiner Abwehrzellen (ca. 80 Prozent) im Darm »postiert«. Eine wahre Armee von Abwehrzellen steht hier bereit, um Mikroorganismen oder Nahrungsmittelbestandteile, die dem Körper gefährlich werden können, unschädlich zu machen. Das hat aber nicht nur Vor-

teile, denn bei jeder Abwehrreaktion (die wir als »Entzündung« wahrnehmen) werden nicht nur feindliche Mikroorganismen zerstört, sondern auch körpereigenes Gewebe.

Die gute Abwehrlage im Darm stellt also ein zweischneidiges Schwert dar: Einerseits bewahrt sie den Körper vor Infektionen, andererseits kann sie die Darmschleimhaut schädigen. Das sollte man bedenken, wenn wieder einmal ein Lebensmittelhersteller damit wirbt, dass sein Nahrungsmittel das »Immunsystem stärkt«. Vorausgesetzt, die Behauptung trifft zu, können also auch ganz andere als die erwünschten Effekte eintreten.

Neben den Abwehrzellen gibt es noch Antikörper, die von der Darmschleimhaut produziert und mit dem Schleim ausgeschieden werden. Sie werden als sIgA bezeichnet (die Abkürzung steht für »sekretorisches Immunglobulin vom Typ A«) und spielen eine wichtige Rolle beim Schutz vor Infektionen. Weitere

19

Abwehrfaktoren sind Komplementfaktoren und die bereits erwähnten Defensine (antimikrobiell wirkende Peptide); auch sie werden im Darm produziert und können sowohl schützende als auch schädigende Wirkung zeigen. Die Abwehrmechanismen im Darm gehören zu den kompliziertesten im ganzen Körper und werden in ihren Funktionen auch von Spezialisten noch nicht wirklich verstanden. Es würde daher den Rahmen dieses Buches sprengen, hier ins Detail zu gehen.

Es gibt kein starkes und kein schwaches Immunsystem!

Das Abwehrsystem im menschlichen Körper (und damit auch im Darm) befindet sich entweder im Gleichgewicht oder nicht im Gleichgewicht – und dieses Gleichgewicht ist in jeder Situation, zu jeder Tageszeit und nach jeder Mahlzeit ein anderes. Man kann sich das wie bei einer einfachen Balkenwaage mit zwei Waagschalen vorstellen: Egal, ob die Waagschale links oder rechts tiefer steht, in beiden Fällen ist das Gleichgewicht gestört. Und genauso ist es beim Immunsystem des Darms: Sowohl überschießende als auch zu schwache Antworten auf Reize, die von Mikroorganismen oder Nahrungsmittelbestandteilen ausgehen, führen zu einer Störung des Gleichgewichts und damit zu Krankheit.

Die in der Werbung gerne beschworene »Stärkung« des Immunsystems ist allein schon deshalb unsinnig, weil niemand weiß, bei wem die Waagschale tiefer oder höher hängt (um in diesem Bild zu bleiben). Und das Immunsystem ist viel komplizierter als eine Waage mit zwei Armen. Ein Mobile mit vielen Hundert untereinander verbundenen Armen und Waagschalen träfe es besser. Ein solches Gebilde vor Augen, kann man sich leicht vorstellen, dass jedes bewusste Eingreifen in ein so kompliziertes System eher Schaden als Nutzen bringt.

Eine »Stärkung« oder Stimulation des Immunsystems bedeutet in Wirklichkeit, die Wahrscheinlichkeit für eine Entzündungsreaktion zu erhöhen. Wann immer Sie in der Werbung hören: »Das Nahrungs(ergänzungs)mittel XY stärkt Ihr Immunsystem«, sollten Sie die Aussage für sich übersetzen in: »Dieses Nahrungs(ergänzung)mittel ist entzündungsfördernd.«

Um bei dem Vergleich mit dem Mobile zu bleiben: Sie werden es kaum schaffen, ein Mobile, das ein Luftzug ins Schwanken gebracht hat, durch »regulatorische Eingriffe« mit Ihren Händen zu beruhigen. Am besten ist es, die Zeit für sich arbeiten zu lassen, störende Einflüsse auszuschalten und zu warten, bis es sich beruhigt hat. Das Gleiche gilt auch für den Darm. Bei massiven Störungen muss

---

WISSEN

Schwangerschaft und Immunsystem

Normalerweise können milde Entzündungsreaktionen vom menschlichen Körper gut weggesteckt oder ausgeglichen werden. Auf schwangere Frauen, die zu Frühaborten (Fehlgeburten in den ersten zwölf Schwangerschaftswochen) neigen, trifft das allerdings nicht zu. Frühaborte sind oft als »Abstoßungsreaktion der Mutter gegenüber dem ungeborenen Kind« zu werten. Das heißt, hier muss das Immunsystem eher gedämpft als stimuliert werden. Schwangeren rate ich daher ab, Nahrungsmittel zu konsumieren, die angeblich das Immunsystem stärken sollen. Aber auch für alle anderen Menschen sind solche Nahrungsmittel entbehrlich.

man aber zum Arzt gehen, damit dieser störende Einflüsse beseitigt – sofern das möglich ist. Aber jeder Versuch, ein gesundes System noch »gesünder« zu machen, kann nur das Gegenteil zur Folge haben. Das gilt auch für »gesunde Nahrung«.

Nur Verträgliches ist gesund

Genau genommen ist es wenig sinnvoll, allgemein von »gesunder Nahrung« oder »gesunder Ernährung« zu sprechen, da es keine generell gesunden bzw. ungesunden Nahrungsmittel gibt. Jeder Mensch unterscheidet sich in seiner Verdauung und in seinem Stoffwechsel und hat deshalb auch andere Bedürfnisse für seine Ernährung. Gesund ist ein Nahrungsmittel dann, wenn es für den betreffenden Menschen passt. Daraus ergibt sich, dass jeder Mensch nur für sich selbst herausfinden kann, was für ihn passend (und damit gesund) oder nicht passend (und damit ungesund) ist. Was gesunde Ernährung ist, kann deshalb auch nicht von Experten vorgegeben werden.

So kann das morgendliche Müsli (das oft gegessen wird, weil es als besonders »gesund« gilt) beispielsweise zu Bauchschmerzen, Durchfall, Depressionen und anderen Beschwerden führen, während eine Buttersemmel (die als »ungesund« eingestuft wird) weitaus besser vertragen wird. Ein fettreduzierter Diätjoghurt (bei dem das Fett in der Regel durch unverträgliche Verdickungsmittel ersetzt wird) wird wesentlich öfter zu Unverträglichkeitsreaktionen führen als etwa ein griechischer Joghurt mit 10 % Fettgehalt. »Zuckerfreie« Bonbons, Kaugummis, Kekse oder Marmeladen enthalten als Zuckerersatz meist Sorbit, Isomalt oder Xylit – doch diese Stoffe führen bei etwa 80 % der Bevölkerung zu Bauchschmerzen, Blähungen oder Durchfall. In Fertigmüslis, Müsliriegeln, Sportlergetränken und Formulanahrung zum Abnehmen wird der Haushaltszucker gerne durch Fruchtzucker ersetzt, der aber bei etwa einem Drittel der Bevölkerung eine Reizdarmsymptomatik hervorruft. In den nächsten Kapiteln werde ich noch im Detail auf diese Themen eingehen.

Die Rolle der modernen Ernährung

Das menschliche Verdauungssystem hat sich über viele Jahrtausende hinweg entwickelt und sich an unterschiedliche Umweltgegebenheiten (Nahrungsmittel und Ernährungsweisen eingeschlossen) angepasst. Diese Veränderungen gingen immer sehr langsam vor sich. Doch in den letzten 50 Jahren haben sich Nahrung und Ernährung – zumindest in den Industriestaaten – dramatisch verändert.

Früher gab es praktisch nur zur Erntezeit frisches Obst und Gemüse, jetzt können wir es das ganze Jahr über kaufen. Zudem wird uns von allen Seiten geraten, viel Obst zu essen, weil das »gesund« sei. Doch wer unter Fruktoseintoleranz leidet, wird mit Bauchschmerzen und anderen Beschwerden »bestraft«, wenn er oft Obst isst. Dazu kommt, dass neuere Obstsorten auf höhere Fruchtzuckergehalte hin gezüchtet wurden, weil sie dann süßer schmecken.

Eine zweifelhafte Kampagne

Wenn man die »5 am Tag«-Kampagne betrachtet, die schon seit Jahren den Konsum von mindestens fünf Portionen Obst und Gemüse pro Tag propagiert, angeblich um Krebs und andere »Zivilisationskrankheiten« zu verhindern, dann könnte man meinen, sie gehe von Ärzten aus und habe nur das Wohl der Menschen (Patienten) im Sinn. Aber das täuscht. Sehen Sie sich einmal die Internetseiten (www.5amTag.org) der dahinterstehenden Organisation an, insbesondere die Seite »Unsere Mitglieder«, dann wird vieles klarer. Unter den Mitgliedern der Gruppe »Wirtschaftspartner« wimmelt es nur so von GmbHs und CoKGs, die alle vom Obst- und Gemüseverkauf leben. Hier ist jeder weitere Kommentar überflüssig.

Partner? Wessen Partner?

Bei den »Gesundheitspartnern« wird die Deutsche Gesellschaft für Ernährung (DGE) genannt, die kaum Ärzte in ihren Reihen vorweisen kann und sich damit rühmt, vom Ministerium für Ernährung, Landwirtschaft und Verbraucherschutz finanziert zu werden, sowie diverse Krebsgesellschaften, die meistens nicht über eigene Erfahrung mit Ernährung zur Krankheitsbehandlung verfügen. Zum Beispiel zeigen neueste Studien, dass eine Ernährungstherapie bei Krebs – wenn überhaupt – dann nur im Sinne einer ketogenen Diät möglich ist; darunter versteht man eine extrem fettreiche und kohlenhydratarme Ernährungsweise, die den zumeist glukose»hungrigen« Tumor aushungern soll. Da hat Obst dann aber wirklich keinen Platz mehr, schließlich sind Früchte die hauptsächlichen natürlichen Zuckerlieferanten! Und zur Krebsvorbeugung taugt »5 am Tag« auch nicht, wie eine große europäische Studie zu diesem Thema belegt, deren Ergebnisse im Jahr 2010 veröffentlicht wurden. Weitere »Gesundheitspartner« sind Krankenkassen, über deren Verständnis von Gesundheit ich mich hier lieber ausschweige, und das bereits erwähnte Bundesministerium für Ernährung, Landwirtschaft und Verbraucherschutz. Wie ein Ministerium die Interessen von Landwirten und Verbrauchern gleichzeitig vertreten kann, ist für mich überhaupt ein Rätsel. Jedenfalls hat Europa seit 1999 fast jedes Jahr einen Lebensmittelskandal gehabt, über den sich die zuständigen Minister(innen) jedes Mal heftigst empörten und energische Maßnahmen ankündigten – bis dann nach spätestens 12 Monaten der nächste Skandal in den Medien die Runde machte. Warum soll man sich von solchen Institutionen eigentlich Ernährungsempfehlungen geben lassen?

Vertrauen Sie Ihrem Bauchgefühl!

Bei gesundheitlichen Ratschlägen, die von Organisationen (gleich welcher Art) kommen, rate ich grundsätzlich zur Vorsicht. Ich selber war einen Tag lang im Vorstand der ÖGE, des österreichischen Pendants zur DGE, und legte mein Mandat nach meiner ersten Sitzung nieder. Den Grund dafür kann ich nicht öffentlich machen, aber es war eine Gewissensentscheidung.

Vertrauen Sie Ihrem Arzt, wenn er Ihnen vertrauenswürdig vorkommt. Jeder Mensch hat ein sehr gutes Gefühl dafür, wer es ehrlich mit ihm meint und wer nicht. Organisationen haben immer Interessen zu vertreten, zu diesem Zweck wurden sie gegründet. Natürlich gibt es auch soziale Organisationen, die das Wohl anderer im Blick haben; das Gros jedoch ist nur dazu da, die eigenen Interessen zu verfolgen, und diese sind meist finanzieller Natur.

Und Obst? Obst essen Sie bitte, so viel Sie mögen, so lange es Ihnen schmeckt und so lange Sie es gut vertragen, aber nicht weil es »gesund« ist.

Ungeplante Folgen des Fortschritts

Noch vor 50 Jahren wurden kaum Fertigprodukte verwendet. Heute ist es fast nicht mehr möglich, eine Mahlzeit zuzubereiten, ohne ein Päckchen oder eine Dose zu öffnen und ein Fertigprodukt zumindest als »Kochhilfe« zu verwenden. In den meisten dieser Produkte ist aber Laktose, Milcheiweiß, Magermilchpulver, Soja oder Glutamat (Geschmacksverstärker) enthalten. In vielen Getränken und Konserven dient Fruchtzucker als Süßungsmittel. Wer eine Unverträglichkeit gegen Laktose, Milcheiweiß, Soja, Fruktose, Glutamat oder Histamin hat, bekommt nach dem Verzehr solcher Produkte »unerklärliche« Beschwerden. Während beim Vorliegen von Allergien schon der einmalige Konsum ausreicht, um Beschwerden hervorzurufen (zum Beispiel bei Milcheiweiß- oder Sojaallergie), treten die Beschwerden bei Nahrungsmittelunverträglichkeiten meist erst bei häufigem Konsum auf (zum Beispiel Laktose- oder Fruktoseintoleranz).

Wie das Beispiel der Fruktose in neueren Obstsorten zeigt, bereiten unter Umständen selbst in bester Absicht erfolgte Neuzüchtungen von Nahrungspflanzen Probleme. Das gilt auch für den Weizenkleber (Gluten), dessen Gehalt im Brot in den letzten Jahrzehnten deutlich zugenommen hat – und mit ihm die Zahl der Menschen, die unter Glutenunverträglichkeit leiden, ohne zu ahnen, warum es ihnen nicht gut geht. Und schließlich haben wir von allen Nahrungsmitteln mehr zu essen, als es jemals in der Geschichte der Menschheit der Fall gewesen ist. Der berühmte Arzt Paracelsus sagte »Die Dosis macht das Gift«, aber wir nehmen heute nicht nur zahlreiche neue Substanzen über die Nahrung auf (deren Wirkung auf unseren Körper wir meistens gar nicht kennen), sondern auch immer größere Mengen.

Ausgehebelte Kontrollsysteme

Durch die Manipulation des Appetits und die Ausschaltung natürlicher Kontrollmechanismen drohen Verbrauchern neue, noch nicht hinreichend untersuchte und zum Teil noch völlig unbekannte Gefahren. Denn mit zugesetzten Farb-, Duft- und Aromastoffen werden Auge, Nase und Gaumen über die wahre Beschaffenheit eines Produkts getäuscht. Das ist fatal, weil Aussehen, Geruch und Geschmack die Kriterien sind, anhand derer unser Körper Nahrung auswählt. Grundlage für die Entscheidung sind dabei frühere Erfahrungen, oft auch Instinkte, durch die er »weiß«, ob ihm etwas guttut oder nicht.

Nach dem Augenschein

Die Farbe verrät uns, ob Früchte den richtigen Reifegrad haben, noch ein paar Sonnentage brauchen oder bereits verdorben sind. Alle Farbstoffe, die in der Nahrungsmittelindustrie verwendet werden, dienen ausschließlich dazu, unser Auge zu täuschen und unsere natürliche Zu- oder Abneigung in die Irre zu führen. Und der Gesetzgeber lässt leider nicht nur die Anwendung von allergieauslösenden Farbstoffen (Tartrazine) zu, sondern auch den Einsatz von krebserregenden Nitratsalzen. Sogar in der Verkaufsvitrine wird noch Kundentäuschung betrieben, indem spezielles Licht Fleisch röter, Brot knuspriger und Obst frischer aussehen lässt, als es tatsächlich ist. Oft hört man als Begründung für solches Tun: »Der Verbraucher will das so«, was ich aber bezweifle, denn welcher Verbraucher möchte schon betrogen werden?

Die Nase als Sensor

Der Duft gibt uns ebenfalls Auskunft über die Verträglichkeit eines Nahrungsmittels, denn die als angenehm empfundenen Aromen verschwinden mit zunehmendem Verderb. Der Lebensmittelchemiker nennt das einen »Aromafehler«, den es konsequenterweise auszugleichen gilt. Deshalb wird das Kontrollorgan Nase durch den Einsatz von Aromen getäuscht (um nicht zu sagen »an der Nase herumgeführt«). Und damit gar nicht erst Aromafehler auftreten, werden deshalb oft schon im Vorfeld, in der Produktion, Aromen eingesetzt.

Die Lebensmittelchemiker behaupten, Aromastoffe seien völlig ungiftig, weil sie in so geringen Konzentrationen verwendet würden, dass sie nicht toxisch wirken könnten. Aber Aromen sind »Informationsträger«, und bei nicht »naturgemäßem« Einsatz können sie Verhaltensweisen und Stoffwechselwege wie biochemische Irrlichter in die Irre leiten. Ein plastisches Beispiel aus dem Tierreich: Mit Pheromonen (Duftstoffe, gleichzeitig Sexuallockstoffe) lassen sich ganze Insektenpopulationen dezimieren, ohne dass ein einziges Insekt getötet wird – einfach indem man die Männchen so in die Irre leitet, dass sie die Weibchen nicht finden und sich nicht mehr vermehren können.

Ähnliche Verwirrung stiften Aromen in Nahrungsmitteln: Die Schwangere, die einen mit Aromen versetzten Joghurt isst, prägt ihr Ungeborenes ungewollt und unbewusst bereits derart, dass es später Nahrungsmittel mit eben diesem Aroma bevorzugt! Die Verwendung von Aromen stört damit nicht nur unseren eigenen Geruchssinn und den darüber laufenden Kontrollmechanismus, sondern kann sogar die Ausbildung des Kontrollmechanismus bei der nächsten Generation negativ beeinflussen, indem der Geruchs- bzw. Geschmackssinn des Ungeborenen falsch »geeicht« wird (siehe Geschmacksprägung Seite 132)!

Alles Geschmackssache

Der Geschmacksinn ist die letzte und wichtigste Kontrollstation, um uns vor unverträglichem Essen zu bewahren bzw. uns diejenigen Nährstoffe zuzuführen, die uns der Appetit vorgibt: Lust auf Süßes, wenn ein Bedarf an Kohlenhydraten besteht, Lust auf Saures, wenn Säure gebraucht wird, Lust auf Pikantes (Geschmacksqualität »umami«), wenn Eiweiß aufgestockt werden sollte, Lust auf Salziges, wenn ein Salzmangel droht, oder Lust auf Fettes, wenn wir unser Fettsäureprofil wieder auf Vordermann bringen müssen. All diese Steuerungen des Geschmackssinns werden durch Süßstoffe, Süßungsmittel, Säuerungsmittel, Emulgatoren, Festigungsmittel, Feuchthaltemittel, Füllstoffe, Geliermittel, Geschmacksverstärker, Verdickungsmittel (und wie all diese für den Menschen vollkommen entbehrlichen, aber für den industriellen Herstellungsprozess offenbar unverzichtbaren Substanzen auch heißen) nachhaltig gestört.

Eine besonders gefährliche Entwicklung hat in den letzten Jahren eingesetzt, seitdem es Forschern gelungen ist, Bitterrezeptorblocker zu entwickeln. Damit kann dann auch noch der Geschmackssinn, der uns vor giftigen (bitteren) Substanzen bewahren soll,

ausgetrickst werden. Man darf also gespannt auf neue Krankheitsphänomene warten, die durch chronische Vergiftungen entstehen, einfach weil irgendein Hersteller von dieser völlig überflüssigen Entwicklung Gebrauch gemacht hat. Wer käme auf die Idee, einen Feuermelder mit Brettern zu vernageln, weil ein Feueralarm mit unangenehmen Geräuschen verbunden ist?

Kontroll-Organe müssen funktionieren

Es steht zu befürchten, dass der Gesetzgeber diese zu erwartenden neuen Krankheitsbilder wieder als »Nahrungsmittelunverträglichkeiten« deutet. Der ursächliche Zusammenhang wird schwer nachzuweisen sein, die Forscher erhalten Preise für ihre innovativen Produkte, Wissenschaftsminister loben die tollen wissenschaftlichen Leistungen im eigenen Land, und Ärzte verdienen mit chronisch kranken Menschen gutes Geld.

Eine Win-win-win-Situation für alle außer dem armen Konsumenten. Er muss den ganzen Entwicklungsirrsinn im Lebensmittelsektor in Form von Krankheiten ausbaden. Dabei liegt die Schuld – nach Meinung der anderen – natürlich beim Patienten. Schließlich hat er ja die Nahrungsmittelunverträglichkeit und könnte etwas mehr Eigenverantwortung übernehmen. Mit der gleichen Argumentation könnte man einen Einbeinigen auffordern, seine Leistungen im Hürdenlauf zu verbessern, nachdem man ihm die Beinprothese weggenommen hat.

Mein Fazit: Je mehr die natürlichen Kontrollmechanismen durch Nahrungsmittelzusatzstoffe ausgehöhlt bis ausgeschaltet werden, desto mehr Nahrungsmittelunverträglichkeiten *müssen* auftreten.

Die Globalisierung auf dem Teller

Ein weiterer Aspekt wird meist völlig außer Acht gelassen: Jedes Volk hat seine eigene Art der Ernährung entwickelt. Angepasst an die körperlichen (genetischen) Voraussetzungen der Menschen und die jeweiligen Umweltbedingungen entstanden die japanische, die italienische, die griechische, die indische usw. Küche mit ihren unterschiedlichen Zutaten und Kochtraditionen. Mit der zunehmenden Industrialisierung und der Globalisierung werden diese Unterschiede aufgelöst. Massenproduktion kann nicht an individuelle Bedürfnisse von Asiaten, Afrikanern, Mitteleuropäern usw. angepasst werden. Und wenn ein Unternehmen ein »Global Player« sein will, kann es keine Rücksicht auf lokale Gegebenheiten nehmen.

Es liegt daher gerade im Interesse dieser »Global Player«, dass weltweit einheitliche Ernährungsempfehlungen gelehrt und propagiert werden. Die ersten Ernährungspyramiden stammen nicht zuletzt deshalb von Lebensmittelproduzenten und wurden erst später von »Wissenschaftlern«, Ministerien und Ernährungsberater(inne)n übernommen. Man muss die diversen »wissenschaftlichen« Ernährungsgesellschaften einmal unter diesem Blickwinkel sehen: Sie erhalten ihre Mittel hauptsächlich von der Industrie

WISSEN

Die Grenzen der Statistik

Wie kann es sein, dass Ernährungsempfehlungen so an der Praxis vorbeilaufen, wo sie sich doch auf wissenschaftliche Arbeiten stützen, die mithilfe der Statistik entsprechende Zusammenhänge nachweisen? – Hier muss man der modernen Wissenschaft den Vorwurf machen, dass sie die Statistik gern überbewertet (oft sogar schlicht falsch bewertet) und dafür den gesunden Menschenverstand außer Acht lässt. Generelle Ernährungsempfehlungen werden den individuellen Verdauungssystemen nicht gerecht.

Patienten mit Migräne wissen nicht selten ganz genau, welches Nahrungsmittel bei ihnen einen Anfall auslöst. In groß angelegten medizinischen Studien konnte jedoch nie ein Zusammenhang zwischen Ernährung und Migräne herausgefunden werden. Warum nicht? Wenn ein Patient auf Schokolade und der andere auf Rotwein mit einem Migräneanfall reagiert, so ist hier im Einzelfall ein eindeutiger Zusammenhang festzustellen, bezogen auf die Gesamtbevölkerung wird die statistische Auswertung jedoch keinen signifikanten Zusammenhang zwischen Migräne und einem einzelnen Nahrungsmittel ergeben.

Bei vielen Lebensmitteln treten die Beschwerden außerdem erst nach Stunden, Tagen oder sogar Wochen auf, sodass es fast unmöglich ist, einen Zusammenhang herzustellen. Dazu kommt, dass Nahrungsmittel so gut wie nie einzeln gegessen werden, sondern immer zusammen mit anderen, dass zwischen dem Verzehr eines unverträglichen Lebensmittels und dem Auftreten von Beschwerden mehrere weitere Mahlzeiten liegen können und dass Nahrungsmittel nicht »verblindet« werden können: Immer wird der Proband Reaktionen auf Geruch, Geschmack etc. zeigen. Auch das erschwert eine wissenschaftliche Aufarbeitung.

bzw. von Ministerien, die die Interessen der Lebensmittel- und Agrarindustrie vertreten. Das Schlimme an dieser Entwicklung ist, dass wir mit unseren Steuergeldern gleichsam unsere eigene »Gehirnwäsche« und eine der Wirtschaft dienende »Gesundheitserziehung« finanzieren. Deshalb mein Rat: Vertrauen Sie, was die Verträglichkeit von Nahrungsmitteln angeht, nur Ihrem eigenen Bauch bzw. Körper und nie irgendwelchen »Experten«. Der gesunde Menschenverstand steht hier zweifellos über dem sogenannten Sachverstand.

»Schöne, neue Ernährungswelt«

In der Praxis beobachtet man, dass Autoimmunerkrankungen, Unfruchtbarkeit, Allergien, Depressionen und viele andere Krankheiten, die offensichtlich mit zunehmendem Wohlstand immer häufiger auftreten, unter anderem auch auf den Versuch zurückzuführen sind, die eigene Gesundheit (und insbesondere das Immunsystem) über die Ernährung »positiv« zu beeinflussen.

Doch »funktionelle Nahrungsmittel« haben dasselbe grundsätzliche Problem wie Arzneimittel: Mit dem Versuch, immer »gesündere« und wirkungsvollere Nahrungsmittel zu produzieren, nehmen nicht nur die Wirkungen zu, sondern auch die Nebenwirkungen. Die Folge davon ist, dass neue, bislang unbekannte Erkrankungen auftreten, die von Ärzten deshalb nur schwer oder überhaupt nicht diagnostiziert werden können. Mit dem Einsatz von Gentechnik in der Nahrungsmittelherstellung sowie in der Zucht von Pflanzen und Tieren, die uns als Nahrungsmittel dienen, wird diese Entwicklung weitergetrieben, und es ist noch mit einer weiteren Zunahme solcher Erkrankungen zu rechnen.

Ungesunde Werbung

Wenn Sie an Symptomen leiden, die auf eine Nahrungsmittelunverträglichkeit deuten, sollten Sie als Erstes alle Nahrungsmittel vermeiden, die als besonders »gesund« oder besonders wirksam angepriesen werden! Das gilt für Vitamine, Spurenelemente, sekundäre Pflanzenstoffe, Pro- und Präbiotika oder sonstige »Anreicherungen« in Lebensmitteln. Aber auch für Ballaststoffe (Seite 29). Es empfiehlt sich, Geschäfte zu meiden, die sich auf den Verkauf von »gesunden Produkten« spezialisiert haben, wie etwa Reformhäuser, aber auch Regale in Supermärkten, die »spezielle Gesundheitsprodukte« anbieten.

Lassen Sie sich nicht von »Geheimtipps« oder »neuesten wissenschaftlichen Erkenntnissen« zum Kauf hinreißen. Alles, was in der Lebensmittelerzeugung als »neu« deklariert wird, ist mit besonderer Vorsicht zu genießen. Wenn etwas neu auf den Markt kommt, bedeutet das, dass es noch kaum geprüft wurde und Sie als Konsument unfreiwillig zum Beta-Tester bzw. Versuchskaninchen für den Hersteller werden.

Das unabhängige Institut für Arzneimittelinformation in Berlin empfiehlt niedergelassenen Ärzten, »vorwiegend Medikamente zu verschreiben, die schon länger als fünf Jahre am Markt sind«, weil gefährliche Nebenwirkungen von Medikamenten etwa in dieser Zeit erkannt werden. Bei Lebensmitteln muss man diese Zeitspanne wahrscheinlich verdoppeln, wenn nicht vervierfachen: Lebensmittel, die schon vor mehr als 20 Jahren auf dem Markt waren, können als sicherer gelten als solche, die als »neu« beworben werden.

Wem nützt es?

Man sollte sich immer die Frage stellen: »Was bewegt den Hersteller, eine neue Rezeptur zu entwickeln?« Die Beweggründe sind vor allem eine billigere Herstellung (die meist mit einem Qualitätsverlust einhergeht), eine längere Haltbarkeit (die meist mit einer schlechteren Verdaulichkeit einhergeht) oder die (erhoffte) bessere Verkäuflichkeit von Nahrungsmitteln.

Letzteres ist fast immer mit der Zunahme von Nahrungsmittelunverträglichkeiten verquickt: So führt der Zusatz von Verdickungsmitteln (damit ein Eis oder ein Milchprodukt noch cremiger wird) bei vielen Menschen zu Blähungen und Bauchschmerzen, das Gleiche gilt für Backtriebmittel, Emulgatoren, Farbstoffe, Festigungsmittel, Feuchthaltemittel, Füllstoffe, Geliermittel, Komplexbildner, modifizierte Stärke, Oberflächenbehandlungsmittel, Schaummittel und all die vielen derzeit von der EU erlaubten Zusatzstoffe.

Auf bessere Verkäuflichkeit zielt aber auch die Verwendung von Süßungsmitteln, Geschmacksverstärkern, Säuerungsmitteln, Farbstoffen oder Aromen, mit denen die Kontrollmechanismen des Konsumenten ausgetrickst oder zumindest irregeführt werden. Auch hier steigt die Wahrscheinlichkeit, dass der eine oder die andere Nahrungsmittel zu sich nimmt, die er oder sie nicht verträgt.

Kurz: Jede An- oder Abreicherung von Lebensmitteln führt zu einem höheren Risiko für Unverträglichkeitsreaktionen.

Wer hat das bessere Rezept?

Wann immer also »neu« oder »verbesserte Rezeptur« auf der Verpackung steht, sollten Sie diesem Produkt mit erhöhter Vorsicht begegnen, vor allem wenn Sie an Verdauungsbeschwerden leiden. Weil die Werbetexter wissen, dass die Aufschrift »neu« bei manchen Kunden nicht mehr zieht, appellieren sie nun an deren verklärende Vorstellung von »der guten alten Zeit« und schreiben stattdessen »nach Großmutters Art«. Seien Sie auch hier skeptisch, denn nach Großmutters Art gekochte Marmelade bekommen Sie vielleicht in einem Hofladen in Ihrer Nachbarschaft, aber nicht von einem im industriellen Maßstab produzierenden Konzern.

Gute Produkte müssen nicht beworben oder angepriesen werden. Oder haben Sie schon einmal Werbung für eine (nicht verarbeitete) Kartoffel gesehen? Grundnahrungsmittel haben das nicht nötig! Viel sinnvoller wäre es, wenn die Werbeverantwortlichen einsehen würden, dass sich Konsumenten mehr für das Herkunftsland und den Verpackungsort eines Produkts interessieren als für blumige, aber nichtssagende Banalitäten. Solche Angaben wären wesentlich aufschlussreicher. Bei Nahrungsmitteln, die aus dem Nachbarort kommen, weiß man wenigstens, ob das Feld neben der Autobahn liegt und ob hier in letzter Zeit irgendwelche Umweltskandale vorgekommen sind. Wissen Sie das bei Nahrungsmitteln aus China, Brasilien oder Indien? Und wissen Sie auch, wo die Pestizide, die bei uns verboten sind, hingeliefert werden?

Ballaststoffe – schlechter als ihr Ruf?

Nicht resorbierte Nahrungsmittel bezeichnet man als Ballaststoffe. Hat man früher die Rolle von Ballaststoffen unterschätzt, trifft heute das Gegenteil zu: kaum eine Empfehlung zur »gesunden« Ernährung, die nicht den Verzehr erheblicher Ballaststoffmengen anrät.

Was mit Nahrungsbestandteilen geschieht, die im Darm nicht resorbiert werden, wurde bereits geschildert: Die Darmbakterien nutzen sie als Nährstoffe, vermehren sich stark, produzieren Gase und andere Substanzen, die unter Umständen schädlich sind, und können so die unterschiedlichsten Beschwerden hervorrufen.

Die bunte Schar der Ballaststoffe

Als »Ballaststoffe« werden sehr unterschiedliche chemische Substanzen bezeichnet. Es gibt keine einheitliche Definition. Im allgemeinen Sprachgebrauch werden die verschiedenen Arten von Ballaststoffen kaum unterschieden. Ob Holz, Vollkorn, künstlich hergestelltes Inulin – ein Mehrfachzucker aus Fruktose –, Oligosaccharide wie Stachyose und Verbascose oder pflanzliche Gummis, all diese Substanzen zählen zu den »Ballaststoffen«. Den meisten Konsumenten ist nicht klar, dass manche von ihnen schon im Dünndarm zu Bakterienwachstum führen (oder eine bereits bestehende Fehlbesiedelung weiter verschlechtern, siehe SIBOS Seite 18) können und daher besonders unangenehme Blähungen verursachen, während andere wie Holz oder Lignane – pflanzliche Stoffwechselprodukte – weitgehend unverändert mit dem Stuhl ausgeschieden werden.

Verdickungs- und Geliermittel gehören ebenfalls zu den Ballaststoffen; sie werden in der modernen Lebensmittelverarbeitung besonders gerne verwendet, da sie Nahrungsmitteln eine angenehme Konsistenz verleihen. So weiß beispielsweise kaum jemand, dass Cremeeis oder Streichkäse oft den Ballaststoff Carrageen (E 407) enthält, der zu den Pflanzengummis zählt. Vor allem in Kombination mit Zucker (was bei Speiseeis so gut wie immer der Fall ist) kann diese Substanz (oder ähnliche Ballaststoffe, die ebenfalls im Speiseeis verwendet werden) zu Blähungen und Bauchschmerzen führen.

Einige häufig in der Lebensmittelproduktion verwendete Ballaststoffe sind:
- Lignin
- Zellulose, Hemizellulose (E 460–E 466)
- β-Glukan
- Johannisbrotmehl, Carubin (E 410)
- Pektine (E 440a)
- Pflanzengummis (E 413–E 414)
- Pflanzenschleime (E 412)
- resistente Stärke (E 1404, E 1410–E 1414, E 1420–E 1450)
- Algenpolysaccharide (E 406–E 407)
- Polyfruktose, Inulin, FOS (Fructooligosaccharide)

29

Vollwertkost und Industriekost

Dieses sprachliche Defizit, das die Unterscheidung der Ballaststoffe erschwert, und ihr guter Ruf in der Ernährungswissenschaft haben dazu geführt, dass ballaststoffhaltige Nahrungsmittel heute generell als »gesund« angesehen werden. Sie werden darum einerseits bewusst in größerer Menge verzehrt, andererseits unbewusst mitgegessen, wenn sie in industriell gefertigten Nahrungsmitteln vorliegen.

Für die zu hohe Ballaststoffzufuhr ist unter anderem die weit verbreitete Meinung verantwortlich, dass Lebensmittel nicht geschält werden sollen, weil in der Schale besonders viele Vitamine und Ballaststoffe vorhanden seien. Das ist im Prinzip richtig, nur sind gerade in bzw. auf oder sogar unter der Schale auch besonders viele Giftstoffe enthalten. Erstens weil sich die Pflanze auf diese Weise gegen Fressfeinde schützt und zweitens weil auf der Schale die oft nicht abwaschbaren Pflanzenschutzmittel hängen. Und was nützen alle Vitamine, wenn die Ballaststoffe zu Durchfall führen und es gar nicht zur Resorption der Vitamine kommen kann?

Die Lebensmittelindustrie greift solche Vorstellungen natürlich gerne auf, erspart sie sich damit doch teure Aufbereitungsverfahren wie das Schälen von Obst, Getreide oder Gemüse. Zusätzlich gilt »Vollwertkost« als »wertvoller« und kann teurer verkauft werden. Seit ca. 10 000 Jahren haben sich die Menschen darum bemüht, die »Spreu vom Weizen« zu trennen und Nahrungsmittel so verträglicher zu machen. Bis zur Müsli-Ära war das auch jedem klar, nun aber hat das Frühstücksmüsli in die meisten Haushalte Einzug gehalten und mit ihm verbreiten sich die vormittäglichen Bauchschmerzen. Eltern sollten bitte einmal in Erwägung ziehen, dass die Bauchschmerzen ihres Kindes möglicherweise nicht dem Schulstress, sondern dem Frühstücksmüsli oder dem »gesunden« (Vollkorn-)Pausenbrot geschuldet sind.

WISSEN

Muss Gutes teuer sein?

Da sich »gesunde« Nahrungsmittel besser verkaufen lassen, sind mittlerweile viele Nahrungsmittel künstlich mit Ballaststoffen angereichert. So setzen manche Hersteller bereits der Babynahrung Ballaststoffe zu, zum Beispiel unter der Bezeichnung »Präbiotikum«. Wenn das Kind dann unter schmerzhaften Blähungen und Durchfällen leidet und die Eltern nach einer Alternative suchen, bieten die gleichen Hersteller – meist unter der Bezeichnung »Heilnahrung« – wiederum ballaststoffarme Produkte an. Warum belässt man die Nahrung nicht in ihrer ursprünglichen Form? Wird sie nur deshalb mit Ballaststoffen angereichert, um sie besser verkaufen zu können, weil die Mütter glauben, dass dies für ihr Kind »gesünder« sei? Oder um das natürlichere Produkt teurer verkaufen zu können, weil sich »Heilnahrung« nach Medizin anhört und für Heilmittel eine höhere »Preisbewilligungsbereitschaft« besteht?

Ballaststoffe sind für jeden anders

Die meisten Ernährungsempfehlungen lassen außer Acht, dass jeder Darm für unterschiedliche Substanzen unterschiedliche Resorptionsleistungen hat. So können zwischen 5 und 75 Prozent der europäischen Bevölkerung (die starke Schwankungsbreite ergibt sich aus den unterschiedlichen ethnischen Zugehörigkeiten) aus dem Darm keinen Milchzucker (Laktose) aufnehmen; für diese Menschen stellen die meisten Milchprodukte eine Ballaststoffquelle dar. Rund ein Drittel der europäischen Bevölkerung kann Fruchtzucker (Fruktose) nicht oder nur sehr schlecht resorbieren; für diese Menschen sind Obst und Fruchtsäfte Ballaststoffe.

Die Deutsche Gesellschaft für Ernährung (DGE) empfiehlt – unterstützt vom deutschen Landwirtschaftsministerium – die Aufnahme von 30 Gramm Ballaststoffen pro Tag. Für jeden. Es bleibt unberücksichtigt, ob jemand eine Resorptionsstörung für ein Kohlenhydrat hat (ein Großteil der Bevölkerung hat aber irgendeine Resorptionsstörung). Es bleibt unberücksichtigt, wie alt jemand ist (alte Menschen haben eine ganz andere Resorptionsleistung als junge). Es bleibt unberücksichtigt, wie schwer jemand ist (demnach müsste ein 100 Kilo schwerer Bodybuilder die gleiche Ballaststoffmenge zu sich nehmen wie ein 10 Kilo leichtes Kind).

Wie sinnvoll solche »allgemeinen« Empfehlungen sind, lässt sich auch daran fest machen, dass die Zufuhr von 30 Gramm Ballaststoffen pro Tag in etwa dem Verzehr von zehn Salatköpfen pro Tag entspricht! Wie so eine Empfehlung von allen »Experten« unwidersprochen akzeptiert werden kann, ist schwer nachvollziehbar, dient aber der Lebensmittelindustrie als Rechtfertigung und Maßgabe für die Entwicklung ihrer Produkte. Der Vermerk »reich an Ballaststoffen« sollte daher für Menschen mit Nahrungsmittelunverträglichkeiten eher als Gefahrenhinweis bewertet werden. Ballaststoffe können nicht generell als »gesund« eingestuft werden, da es große individuelle Unterschiede bei der Verwertung im Darm gibt.

Zuckeraustauschstoffe und Süßstoffe

Sorbit kann von nahezu 80 Prozent der westlichen Bevölkerung nicht verwertet werden und stellt für diesen Personenkreis einen Ballaststoff dar. Sorbit ist ein Zuckeralkohol und gehört zu den Zuckeraustauschstoffen, die in letzter Zeit sehr gerne anstelle von Zucker in Bonbons, Kaugummis, Marmeladen, Müsli- und Diät- oder Diabetikerprodukten eingesetzt werden. Da er nicht als Zucker deklariert werden muss, steht auf diesen Produkten oft »zuckerfrei« oder »für Diabetiker geeignet«.

Auch die meisten anderen Zuckeraustauschstoffe können von vielen Menschen nicht oder nur schlecht resorbiert werden und haben damit »Ballaststoffcharakter«; das heißt, ihr Konsum kann zu Blähungen und Durchfall führen. Das gilt jedoch nicht für Süßstoffe, die aber eine Reihe von anderen Gefahren in sich bergen (zumindest wenn man den Studien unabhängiger Forschungseinrichtungen und nicht den Beamten der europäischen Lebensmittelbehörde glaubt, die der Lebensmittelindustrie oft sehr nahestehen oder gar aus dieser Branche stammen).

Natürlich kann ein Mensch auch »Resorptionsstörungen« für mehrere Nahrungsmittel aufweisen. Das Endergebnis ist immer

Zuckerersatzstoffe (Auswahl)

Zuckeraustauschstoffe (mit Ballaststoffwirkung)	Süßstoffe (keine Ballaststoffwirkung)
Sorbit (E 420)	Acesulfam (E 950)
Mannit (E 421)	Aspartam (E 951)
Isomalt (E 953)	Cyclamat (E 952)
Xylit (E 967)	Saccharin (E 954)
Maltit, Maltitsirup (E 965i, ii)	Thaumatin (E 957)
Lactit (E 966)	Neohesperidin (E 959)
	Stevia (E 960)

das gleiche: Eine erhöhte Ballaststoffzufuhr über längere Zeit führt zur Verstärkung von Ungleichgewichten in der Darmflora und schließlich zu Blähungen, Bauchschmerzen, Durchfall (oder auch Verstopfung!) und Fettstühlen. Alles Symptome, die von Ärzten als »Reizdarmsyndrom« (Seite 70) beschrieben und von vielen Medizinern dem psychosomatischen Formenkreis zugeordnet werden. In manchen Ländern sollen bis zu 25 Prozent der Bevölkerung an dieser »psychosomatischen« Krankheit leiden.

Interessanterweise ist das Reizdarmsyndrom ebenso wie Übergewicht eine Krankheit der westlichen Welt und in Entwicklungsländern so gut wie unbekannt. Aber dort, wo der Straßenmarkt vom Supermarkt abgelöst wurde und wo die Lebensmittelkonzerne ihre Hauptabsatzmärkte haben, findet man »unerklärlicherweise« eine Zunahme der sogenannten Zivilisationskrankheiten. Die Krankheiten, deren Häufigkeit an solchen Orten am schnellsten wächst, sind – neben dem Reizdarmsyndrom – Übergewicht, Diabetes, Hypertonie und Depression sowie deren Folgekrankheiten (Herzinfarkt, Schlaganfall, Essstörungen und Selbstmord). Warum das so ist, darüber lässt sich trefflich spekulieren.

Wichtige Fakten zu Ballaststoffen

- Ballaststoffe sind vom Körper nicht resorbierte Substanzen, die von den Darmbakterien verstoffwechselt werden können. Manche der Endprodukte verursachen erhebliche Beschwerden.
- Bei vielen Menschen wirken »normale« Nahrungsmittelbestandteile wie Fruktose, Laktose, Sorbit etc. als Ballaststoffe.
- Durch die Anreicherung zahlloser Lebensmittel mit Ballaststoffen nehmen viele Menschen nicht zu wenige, sondern bereits zu viele Ballaststoffe zu sich.
- Überernährung (siehe Overfeeding Seite 14) führt automatisch zu einer erhöhten Belastung mit Ballaststoffen.
- Ballaststoffe wie Inulin werden oft als »Fettersatz« in »fettarmen Produkten« verwendet.
- Es gibt keine Ballaststoffe, die das Wachstum ausschließlich einer Bakterienart fördern (wie dies in der Werbung für manche präbiotische Produkte behauptet wird).
- Die erhöhte Zufuhr von leicht fermentierbaren Ballaststoffen führt über das vermehrte Wachstum von Bakterien zu vermehrter Immunstimulation sowie zu Insulinrezeptorresistenz und Übergewicht!

WISSEN

Großküchen-Ballast

In industriell vorgefertigter Nahrung und bei der Verarbeitung von Lebensmitteln in Restaurants, Gasthäusern und Großküchen (mit langem Warmhalten der Speisen oder wiederholten Kühl- und Auftauprozessen) entstehen Vernetzungen von Stärkemolekülen, die zur Bildung von resistenter Stärke führt, die ebenfalls vom Menschen nicht oder nur schlecht aufgespalten werden kann und somit zu einem Ballaststoff wird. Vor allem »Cook-and-Chill«-Verfahren gehen mit der Bildung von resistenter Stärke einher. (Typischerweise vertragen Betroffene Teigwaren, Knödel oder Pizza aus der eigenen Küche ohne Probleme, im Restaurant oder in der Mensa aber nicht.)

- Moderne, synthetisch hergestellte Ballaststoffe sind oft geschmacks- und geruchsneutral und können dadurch Joghurts und anderen Nahrungsmitteln zugesetzt werden, ohne dass man dies bemerkt.
- Moderne Zubereitungsmethoden (Großküchen, »Cook-and-Chill-Verfahren«, Warmhalten von Speisen etc.) können normale Nahrungsmittelbestandteile in einen Ballaststoff (resistente Stärke) umwandeln.
- Ballaststoffe (meist Verdickungsmittel) finden sich auch in Nahrungsmitteln, in denen man es nicht vermuten würde, zum Beispiel in allen cremigen Nahrungsmitteln (Eiscreme, fertigen Puddings oder anderen Desserts).

Welche Unverträglichkeiten gibt es?

Im Zusammenhang mit unangenehmen Körperreaktionen nach dem Genuss bestimmter Nahrungsmittel wird oft der Begriff »Allergie« verwendet. Echte Nahrungsmittelallergien sind aber sehr selten (etwa zwei bis drei Prozent der Bevölkerung), Nahrungsmittelintoleranzen sind dagegen sehr häufig (50–80 Prozent der Bevölkerung).

Diese Häufigkeit wirft eher die Frage auf, ob es sich bei den Nahrungsmittelintoleranzen wirklich um Krankheiten handelt. Man könnte sie auch als »Normvarianten« des Stoffwechsels betrachten, die unter bestimmten Bedingungen Beschwerden verursachen.

Es würde ja auch niemand einen sehr hellhäutigen Menschen als krank bezeichnen, nur weil er bereits nach 10 Minuten Aufenthalt in der Sommersonne eine krebsrote Haut bekommt. Man würde ihm raten, sich seinem (Haut-)Typ gemäß zu verhalten: starke Sonneneinstrahlung meiden, sich bevorzugt im Schatten aufhalten, einen starken Sonnenschutz verwenden.

Während Nahrungsmittelallergien (vom Typ I) gut definiert sind, ist das bei allen anderen Nahrungsmittelintoleranzen nicht der Fall. Zusätzlich ist es für Laien reichlich verwirrend, dass die Bezeichnung »Nahrungsmittelunverträglichkeiten« (im weiteren Sinn) als Sammelbezeichnung für Nahrungsmittelunverträglichkeiten (im engeren Sinn) plus Nahrungsmittelallergien verwendet wird.

Bei einer Nahrungsmittelallergie sind immer immunologische Reaktionen mit der Ausbildung sogenannter IgE-Antikörper beteiligt. Wenn das Immunsystem nicht die »Federführung« hat, spricht man von einer Nahrungsmittelunverträglichkeit oder einer toxischen

Nahrungsmittelwirkung. Eine Sonderform stellen die immunologisch bedingten Nahrungsmittelunverträglichkeiten von Typ II, III und IV dar.

Nahrungsmittelunverträglichkeiten (im weiteren Sinn) werden eingeteilt in:

1. Immunologisch bedingte Nahrungsmittelunverträglichkeiten
   - Nahrungsmittelallergien Typ I (Bildung von IgE-Antikörpern gegen Nahrungsmittelbestandteile)
   - Zytotoxische Immunreaktionen (Typ II) (sehr selten)
   - Immunkomplexreaktionen (Typ III), zum Beispiel bei Glutenunverträglichkeit ohne Zöliakie
   - T-Zell-vermittelte Immunreaktion (Typ IV): Nach 48 bis 72 Stunden auftretende Unverträglichkeitsreaktion, wird immer häufiger als »Spätreaktion« auf vergorene Milchprodukte wie Joghurt, Probiotika oder Kefir festgestellt.
2. Nahrungsmittelintoleranzen (oder Nahrungsmittelunverträglichkeiten im engeren Sinn): Hierzu zählen
   - alle nichtimmunologischen und
   - alle nichttoxischen Reaktionen auf Nahrungsmittel, zum Beispiel Fruchtzucker- und Milchzuckerintoleranz etc.
3. Toxische Nahrungsmittelunverträglichkeiten (zum Beispiel Histaminintoleranz u.a.)

Eine Unverträglichkeit, die keine ist

Die beschriebenen Unverträglichkeiten dürfen nicht mit den sogenannten IgG-ver-mittelten Nahrungsmittelunverträglichkei-ten verwechselt werden, denn die sind in Wirklichkeit keine Nahrungsmittelunver-träglichkeiten. Sie werden lediglich von den Anbietern einer Vielzahl von Tests fälschli-cherweise so bezeichnet.

Diese Form der »Nahrungsmittelunverträg-lichkeit« (die die Schulmedizin nicht als sol-che betrachtet) basiert auf immunologischen Reaktionen vom IgG-Typ. Nachdem aber kei-ne IgE-Antikörper im Spiel sind, darf man auf keinen Fall von einer Nahrungsmittelaller-gie sprechen. Im Gegenteil: IgG4-Antikörper stellen genau genommen einen »Schutzme-chanismus« dar: Wenn der Darm aus irgend-einem Grund »durchlässig« geworden ist und Nahrungsmittelallergene durch die Darm-wand ins Blut gelangen, bildet der Körper schützende IgG4-Antikörper.

Der Nachweis von IgG4-Antikörpern ist dem-nach also nicht als Nachweis für eine Unver-träglichkeit von Nahrungsmitteln anzusehen, vielmehr deuten die Antikörper darauf hin, dass der Körper hier einen Selbstheilungsver-such unternimmt. Wird eine Ig-E-vermittelte Nahrungsmittelunverträglichkeit mittels ei-ner Immuntherapie behandelt, könnte man mit der Bestimmung der entsprechenden IgG4-Antikörper den Erfolg der Therapie überprüfen.

Was besagen IgG-Tests?

Wenn Sie einen der kommerziell erhältlichen IgG-Tests gemacht haben und von den getes-teten 100 bis 400 verschiedenen Nahrungs-mitteln eine Vielzahl »positiv« war, dann sagt dieses Ergebnis nur aus, dass Ihre Darmbar-rierefunktion gestört sein dürfte; es bedeu-tet aber nicht, dass Sie diese Nahrungsmittel nicht vertragen.

Nachdem fast jeder Mensch glutenhaltige Nahrungsmittel verzehrt, würde die alleinige Bestimmung der Gliadin-IgG-Antikörper ge-nügen, um eine gestörte Darmbarrierefunk-tion zu vermuten. Da bei gestörter Darm-barrierefunktion vor allem IgG4-Antikörper gegen diejenigen Nahrungsmittel gefunden werden, die Sie am häufigsten essen, ist die Wahrscheinlichkeit groß, dass Ihre »Lieb-lingsgerichte« unter die »Unverträglichkeits-liste« fallen. Das ist aber noch kein Grund zur Verzweiflung, da – wie gesagt – der Körper hier einen »Heilungsversuch« unternimmt, und es nicht bedeutet, dass diese Nahrungs-mittel nicht vertragen werden und für immer weggelassen werden müssen.

Die meist mit dem Laborergebnis mitgeliefer-ten Behandlungsschemata entbehren in der Regel jeglicher wissenschaftlicher Grund-lage und sind meist noch mit hohen Kosten für Nahrungsergänzungsmittel verbunden. Dennoch berichten Betroffene oft über eine Verbesserung der Beschwerden, wenn sie die »ausgetesteten« Nahrungsmittel vermeiden. Dies ist aber nicht auf die Unverträglichkeits-reaktion zurückzuführen, sondern darauf, dass durch das Vermeiden der häufigsten Nahrungsmittel insgesamt weniger geges-sen wird und damit oft eine Ausheilung der Darmbarrierefunktion erreicht werden kann

– womit auch wieder eine verbesserte Verträglichkeit vieler Nahrungsmittel zustande kommt.

Auf diesem Effekt baut auch das »Heilfasten« auf: Hier gönnt der Fastende dem Darm eine »Verschnaufpause«, sodass sich dieser regenerieren kann und sich seine (Barriere-)Funktion verbessert. Das gelegentliche Einschalten

eines Fastentages ist also wesentlich billiger und wahrscheinlich ebenso wirksam wie das Weglassen der Nahrungsmittel, welche mit teuren immunologischen Verfahren als »unverträglich« ausgetestet wurden.

Die Tabelle auf den folgenden Seiten fasst die häufigsten Nahrungsmittelallergien und Nahrungsmittelunverträglichkeiten zusammen.

Wie Nahrungsmittel zu Unverträglichkeitsreaktionen führen können.

Immunologische Reaktionen	
Nahrungsmittelallergien	▪ Birke-Nuss-Kernobst-Syndrom (Seite 122) ▪ Sellerie-Beifuß-Gewürz-Syndrom ▪ Latex-Frucht-Syndrom ▪ Traubenkraut-Melonen-Syndrom ▪ Kuhmilch-Rinderepithel-Syndrom ▪ Hausstaubmilben-Muscheln-Garnelen-Syndrom (Muscheln, Austern, Schnecken, Shrimps, Krabben) ▪ Gräser-Roggen-Allergiesyndrom ▪ Doldengewächs-Syndrom ▪ Hülsenfrucht-Syndrom ▪ Liliengewächs-Syndrom ▪ Nachtschattengewächs-Syndrom ▪ Vogel-Ei-Syndrom ▪ Propolis- und Honig-Allergie ▪ Milchprotein-Allergien
Andere immunologisch bedingte Unverträglichkeitsreaktionen	▪ Zöliakie und ähnliche Erkrankungen (siehe Zöliakie Seite 107)
Toxische Reaktionen (akute oder chronische Vergiftungen)	
	▪ Nahrungsmitteltoxine (Toxine bakteriellen Ursprungs, durch Pestizide oder durch unkritische Anwendung von Zusatzstoffen, Geschmacksverstärkern etc.) ▪ Vergiftung mit biogenen Aminen (Histamin u. a.)
Nichttoxische und nichtimmunologische Reaktionen	
gestörte Entgiftungsfunktion (das heißt, Schadstoffe, Fremdstoffe und Medikamente können nicht mehr ausreichend abgebaut und unschädlich gemacht werden)	▪ Cytochromoxidase-P450-Defekte ▪ Alkohol-Dehydrogenase-Mangel ▪ Acetaldehyd-Dehydrogenase-Mangel ▪ gestörte Glucuronidierung, Sulfatierung etc. ▪ Phenol-Sulfotransferase-P-Mangel ▪ Glukose-6-phosphat-Dehydrogenase-Mangel (Favismus)

Nichttoxische und nichtimmunologische Reaktionen	
Störungen der Darmfunktion (Enzym- und Pumpendefekte der Darmwand)	▪ Laktoseintoleranz (Seite 82) ▪ Fruktosemalabsorption (siehe Fruchtzuckerunverträglich- keit Seite 66) ▪ Sorbitmalabsorption (siehe Sorbitunverträglichkeit Seite 79) ▪ Enterokinasemangel ▪ alle Darmerkrankungen ▪ sIgA-Mangel (Seite 19)
Pseudoallergien (Mediatorfreisetzung)	
	▪ Histaminintoleranz (Seite 97) ▪ Mastozytose (Seite 99) ▪ Unverträglichkeit von Exorphinen (durch opiatähnlich wirkende Abbauprodukte von Gluten und Kasein)

Wenn Sie bei sich eine Nahrungsmittelunverträglichkeit vermuten, will Ihnen das vorliegende Buch so gut wie möglich helfen, sich über Ihre Beschwerden Klarheit zu verschaffen (siehe auch die Kapitel »Welche Beschwerden sind typisch?« Seite 40 und Kapitel »Die Unverträglichkeiten im Einzelnen« Seite 65). Die Komplexität der Materie wird aber immer die Hilfe eines Arztes notwendig machen, zumal es zahlreiche Krankheiten gibt, die eine Nahrungsmittelunverträglichkeit vortäuschen können (mehr dazu im Kapitel »Differenzialdiagnose – was könnte es noch sein?« Seite 59). Deshalb soll und darf dieses Buch die Visite beim Arzt nicht ersetzen.

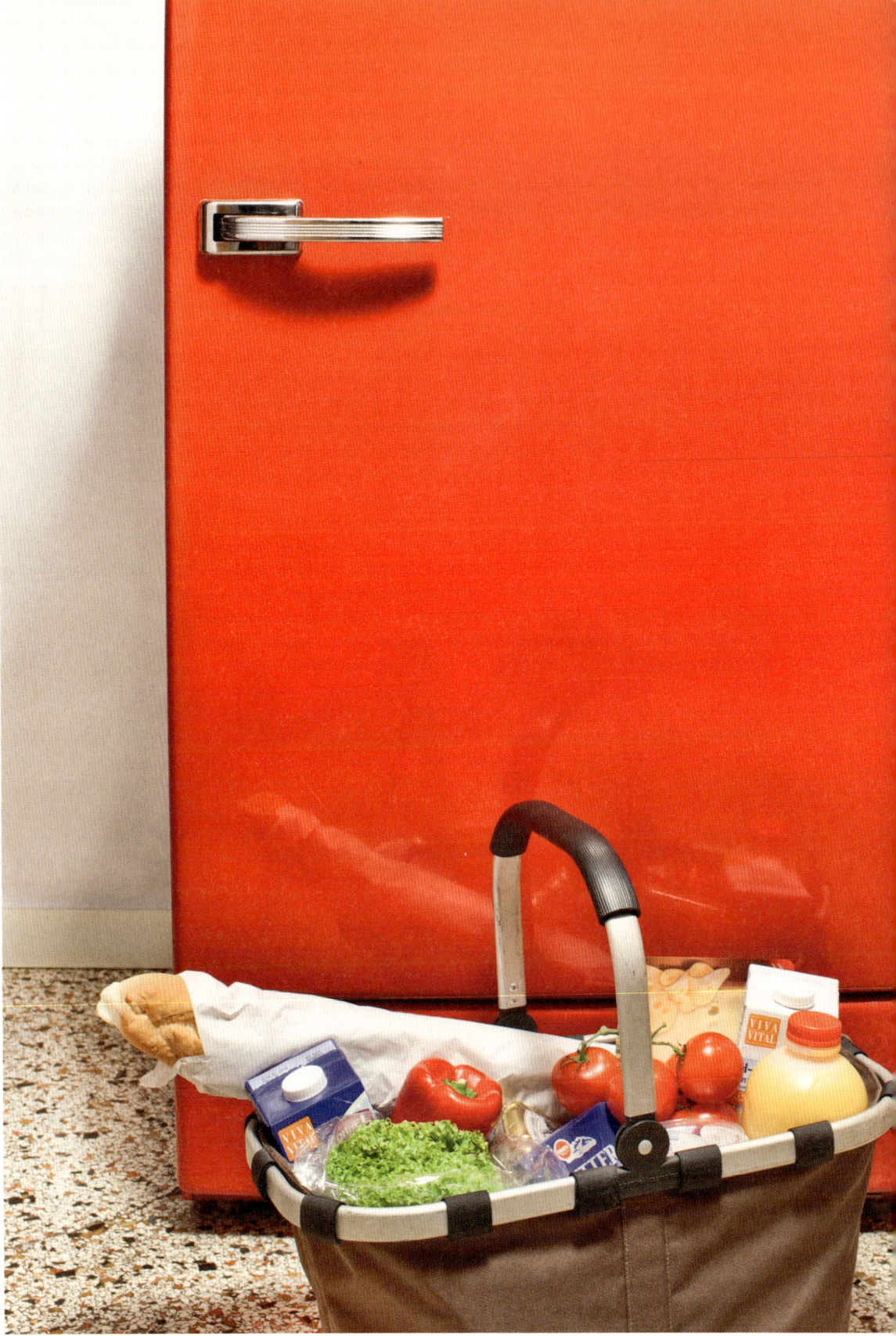

Unverträglichkeiten erkennen

Viele Menschen klagen über Beschwerden, die sie manchmal, aber keineswegs
immer mit dem Essen in Verbindung
bringen, das sie kurz zuvor genossen
haben. Eine Übersicht über die häufigsten Symptome sowie Fragebögen und
Selbsttests helfen Ihnen herauszufinden, ob Ihre Beschwerden vielleicht auf
eine Nahrungsmittelunverträglichkeit
zurückzuführen sind.

Welche Beschwerden sind typisch?

Vielen Menschen ist gar nicht bewusst, dass sie an einer Nahrungsmittelunverträglichkeit leiden, so alltäglich kommen ihnen die Symptome vor. Blähungen, Verdauungsbeschwerden und Müdigkeit treten so häufig auf, dass sie von den Betroffenen als »normal« empfunden werden. Insbesondere dann, wenn sie schon seit Kindheit oder Jugend bestehen.

Müdigkeit nach dem Essen

Werden Sie auch regelmäßig nach dem Essen müde? Die »postprandiale Müdigkeit« (volkstümlich »Suppenkoma«) ist so häufig, dass man sie schon für selbstverständlich hält. Doch während manche Menschen lediglich eine leichte Mattigkeit verspüren, kommt es bei anderen zu regelrechten Schlafanfällen.

Viele Berufstätige kennen den Leistungsknick nach dem Besuch der Kantine. Manche Patienten berichten, sie fühlten sich nach einer Mahlzeit »ganz benommen« oder »wie betrunken«, obwohl sie keinen Alkohol zu sich genommen hätten. Spätestens wenn Sie nach den Mahlzeiten Konzentrationsstörungen, Vergesslichkeit, große Müdigkeit oder gar Benommenheit an sich feststellen, sollten Sie zum Arzt gehen. Dann könnte eine Nahrungsmittelunverträglichkeit oder aber eine Dünndarmerkrankung vorliegen. Mit dem »Pasta-Test« können Sie einen ersten einfachen Versuch starten, Ihr Problem einzukreisen.

Weitere häufige Symptome bei Nahrungsmittelunverträglichkeiten:
- Blähungen
- Durchfall
- Verstopfung
- Bauchschmerzen
- Gedeihstörung (bei Kindern)
- Fettstuhl
- ausgesprochen übel riechender Stuhl
- »Süßhunger«, Appetit auf Kohlenhydrate
- Zungenbrennen
- Schluckstörungen
- Herzrasen, Kreislaufprobleme
- Kopfschmerzen
- Flush (Erröten im Gesichts- und Halsbereich)
- Refluxbeschwerden (Sodbrennen)
- Asthma oder Räusperzwang
- chronische Nasennebenhöhlenentzündung
- Infektanfälligkeit
- Analer Juckreiz (Afterjucken, Analekzem)

Verdauungsprobleme

Blähungen. Nahrungsmittelintoleranzen gehen häufig mit Meteorismus und Flatulenz einher. Üblicherweise werden beide Fachausdrücke mit »Blähungen« übersetzt. Als Meteorismus bezeichnet man Blähungen ohne das Abgehen von Winden; sie sind meistens

SO WIRD'S GEMACHT

Der Pasta-Test

Nehmen Sie an einem Tag bewusst eine kohlenhydratreiche Mahlzeit zu sich, ein Hauptgericht mit Nudeln, Knödeln oder Kartoffeln, anschließend ein süßes Dessert. Am nächsten Tag essen Sie ein Steak mit Salat (und fetter Sauce, damit die Kalorien in etwa vergleichbar sind), aber ohne Kohlenhydratbeilage und ohne Nachtisch (auch kein Obst). Wenn Sie sich nach der ersten Mahlzeit deutlich schlechter fühlen als nach der zweiten, dann ist eine Unverträglichkeitsreaktion auf Kohlenhydrate bzw. Ballaststoffe relativ wahrscheinlich. Es könnte allenfalls noch eine Fehlbesiedelung des oberen Verdauungstrakts oder eine internistische Erkrankung vorliegen (Seite 59), die nach Kohlenhydrataufnahme ebenfalls zu solchen Beschwerden führt.

---

viel unangenehmer als die Flatulenz, die das Abgehen von Winden miteinschließt. Während Flatulenz bis zu einem gewissen Grad als normal anzusehen ist, ist das Auftreten von Meteorismus nicht normal. Meteorismus äußert sich in Leibschmerzen mit gespannter Bauchdecke und Druckschmerzempfindlichkeit. (Frauen sagen oft, sie hätten einen Blähbauch, als ob sie schwanger seien.) Treten solche Blähungen innerhalb von 90–180 Minuten nach einer Mahlzeit auf, so kann man durch Analyse der Nahrungsmittel, die in diesem Zeitraum gegessen wurden, einer Nahrungsmittelunverträglichkeit oft auf die Spur kommen.

Durchfall. Ständiger (chronischer) oder gelegentlicher (episodischer) Durchfall ist ein weiteres häufiges Symptom von Nahrungsmittelunverträglichkeiten. Auch hier gibt es einen einfachen Selbsttest: Verschwindet der Durchfall nach einem Fastentag, an dem Sie nur Wasser getrunken haben, vollständig, handelt es sich vermutlich um einen sogenannten osmotischen Durchfall. Eine Nahrungsmittelintoleranz ist relativ wahrscheinlich. Bleibt er bestehen, so deutet dies auf einen sekretorischen Durchfall und damit auf eine schwerwiegende Darmerkrankung hin, die möglichst bald von einem Arzt behandelt werden sollte. Nächtliche Durchfälle oder Durchfälle mit Fieber, Nachtschweiß oder Gewichtsverlust sind fast immer Hinweise auf eine Magen-Darm-Erkrankung und sollten deshalb gleich vom entsprechenden Facharzt abgeklärt werden (ohne dass vorher Selbstversuche durchgeführt werden).

Bauchschmerzen. Bauchschmerzen sind wie Durchfall nie »normal«, sondern immer Zeichen einer Krankheit und sollten deshalb zum Arzt führen.

Verstopfung. In seltenen Fällen kann auch eine Verstopfung eine Nahrungsmittelunverträglichkeit anzeigen, vor allem dann, wenn sie – wie beim Reizdarmsyndrom – im Wechsel mit Durchfall auftritt. Gar nicht so selten ist dagegen die Kombination von Durchfall und Verstopfung. Dabei haben die Betroffenen zu Beginn des Stuhlgangs harten Stuhl, der dann relativ rasch in breiigen Stuhl übergeht. »Verstopfung« wird von den meisten Menschen sehr unterschiedlich empfunden und damit auch unterschiedlich definiert. Medizinisch beschreibt der Ausdruck »Verstopfung« eigentlich drei verschiedene Symptome: den harten Stuhlgang, den seltenen Stuhlgang (Stuhlgang seltener als jeden dritten Tag) und das Gefühl der unvollständigen Stuhlentleerung. Alle drei Symptome deuten auf eine Funktionsstörung des Darms hin, können aber auch im Rahmen von Nahrungsmittelunverträglichkeiten vorkommen.

»Süßhunger« . Vor allem bei Frauen in der zweiten Zyklushälfte und Menschen mit Depressionen tritt Süßhunger auf. Grund ist ein Absinken des Tryptophanspiegels im Blut, gefolgt von einer verminderten Serotoninsynthese im Gehirn (Serotonin wird gerne als »Glückshormon« bezeichnet). Frauen scheiden ab dem Eisprung vermehrt Tryptophan über die Nieren aus – was die Fruchtbarkeit leicht erhöht, die Stimmung aber oft verschlechtert. Depressive haben durch ihre Krankheit häufig eine verminderte Serotoninproduktion und versuchen unbewusst, dieses Defizit durch den Verzehr von Süßem auszugleichen. Auch das Absinken des Blutzuckerspiegels kann zu Süßhunger führen, das kann ein Hinweis auf eine Krankheit oder eine schlecht behandelte Zuckerkrankheit sein. Außerdem kann Süßhunger im Zusammenhang mit einer Nahrungsmittelunverträglichkeit auftreten, dann nämlich, wenn Kohlenhydrate schlecht resorbiert werden und/oder eine Fehlbesiedelung

des oberen Dünndarms vorliegt. Ist Letzteres der Fall, bilden Mikroorganismen manchmal Substanzen, die die Verwertung von Kohlenhydraten hemmen, wodurch Süßhunger bzw. Appetit auf Kohlenhydrate entstehen kann.

Analer Juckreiz. Fettstühle (wie sie bei Nahrungsmittelunverträglichkeiten regelmäßig vorkommen) führen dazu, dass der After nach dem Stuhlgang nie vollkommen rein wird. Es verbleibt also immer ein gewisser Stuhlrest im Analkanal. Durch die Körperwärme »schmilzt« das darin enthaltene Fett und rinnt in kleinen Mengen aus dem After und benetzt die umgebende Haut. Die aggressiven Fettsäuren und die oft noch aggressiveren Gallensäuren führen dann zu einer Schädigung der Haut um den After. Diese Schädigung der Haut schafft ideale Voraussetzungen für Mikroorganismen, die sich dort ansiedeln und eine chronische Entzündung unterhalten. Es kommt somit zu einem chronischen Analekzem, das sich – je nachdem, welche Nahrungsmittel gegessen werden – verbessert oder verschlechtert. Meist vermuten die Be-

PRAXIS

Die Stuhlprobe

Werfen Sie nach dem Stuhlgang einen Blick in die Toilette. Normaler Stuhl hinterlässt in der Toilette keine Spuren. Wenn immer wieder »Spuren« auftreten, deutet das auf eine Nahrungsmittelunverträglichkeit hin. Treten sie bei jedem Stuhlgang auf, kann eine Erkrankung des Verdauungstrakts oder der Bauchspeicheldrüse vorliegen. Bei gesundem Stuhlgang bräuchte man theoretisch kein Toilettenpapier – so wie das bei den wild lebenden Tieren der Fall ist. Wenn Sie mehr als drei Blatt Toilettenpapier benötigen, ist das schon ein Hinweis, dass mit der Verdauung etwas nicht stimmt. Zu schmierigen Stühlen (Fettstühlen) kommt es

immer dann, wenn Fette oder Kohlenhydrate nicht verdaut bzw. aufgenommen werden können. Die Darmbakterien wandeln nicht resorbierte Kohlenhydrate in Fettsäuren um, die den Stuhl fett und schmierig werden lassen.
Im Wasser schwimmender Stuhl ist ebenfalls ein Warnzeichen: Es bedeutet, dass der Stuhl viel Gas bzw. Fett enthält. In beiden Fällen sollten Sie zum Arzt gehen und sich weiter untersuchen lassen. Wenn eine Darmerkrankung ausgeschlossen werden kann, ist eine Nahrungsmittelunverträglichkeit die wahrscheinlichste Ursache für diese Verdauungsstörungen.

troffenen »Hämorrhoiden« als Ursache. Verschlimmert wird dieser Zustand oft dadurch, dass viele Ärzte bei »Hämorrhoiden« Abführmittel, Stuhlweichmacher oder gar Lactulose verschreiben, um den Stuhl weicher zu machen und damit den »Druck« beim Stuhlgang zu verringern. Dabei wird manchmal mehr Schaden als Nutzen angerichtet.

Allergische oder allergieähnliche Reaktionen

Neben den klassischen Verdauungsbeschwerden wie Durchfall, Schmerzen und Blähungen gibt es auch sofort nach der Nahrungsaufnahme auftretende Beschwerden. Diese deuten auf das Vorliegen einer Allergie oder einer Pseudoallergie hin. Dabei kann es schon im Mund zu Zungenbrennen oder einem Anschwellen der Lippen kommen (orales Allergiesyndrom).

Plötzliches Erröten im Gesichts- und Halsbereich (»Flush«), oft nach Alkoholgenuss, kann ebenfalls ein Hinweis auf eine Pseudoallergie sein – möglicherweise eine Histaminintoleranz oder ein Mangel an ADH bzw. ALDH. Die Enzyme Alkohol-Dehydrogenase (abgekürzt ADH) und Acetaldehyd-Dehydrogenase (abgekürzt ALDH) sind für den Alkoholabbau im Blut verantwortlich. In letzter Zeit sehe ich immer öfter Patienten, die Konservierungsmittel schlecht vertragen und mit Flush-Symptomatik auf Sulfite (E220 bis E228) oder Salizylate (E 210 bis E219) reagieren

Allergisch oder pseudoallergisch bedingte Schwellungen in der Speiseröhre führen zu Schluckstörungen bzw. im Magen zu Schmerzen, Übelkeit und Völlegefühl. Wenn es zu Kreislaufsymptomen wie Schwindel, Kopfschmerzen, Herzrasen oder Blutdruckabfall kommt, sollte schnellstmöglich eine ärztliche Abklärung erfolgen. Hier sind allergologisch orientierte Ärzte die besten Ansprechpartner. Alle diese Symptome können aber auch als pseudoallergische Erscheinungen auftreten, das heißt, ohne dass ein auslösendes Allergen gefunden wird. Wichtig: Bitte keine Selbstversuche bei allergieähnlichen Symptomen im Mundraum! Es kann zu lebensbedrohlichen Schwellungen im Schlundbereich kommen – Erstickungsgefahr!

Zungenbrennen und Schluckstörungen. Im Rahmen von Nahrungsmittelunverträglichkeiten oder Nahrungsmittelallergien kann es zu Zungenbrennen, Brennen im Mund oder zu Schluckstörungen kommen. Ursache ist häufig eine Resorptionsstörung für Mikronährstoffe (Spurenelemente und Vitamine), die verhindert, dass voll funktionsfähige Schleimhäute aufgebaut werden. Es gibt noch andere Erkrankungen, die zu diesen Beschwerden führen können, aber man sollte immer auch Resorptionsstörungen bzw. Nahrungsmittelunverträglichkeiten in Betracht ziehen. Ein Mangel an Spurenelementen und/oder Vitaminen sollte nicht einfach ausgeglichen werden, sondern man sollte immer zuerst nach der Ursache suchen.

Herzrasen und Kreislaufprobleme. Löst ein Nahrungsmittel eine allergische oder eine Unverträglichkeitsreaktion aus, wird der Kreislauf »belastet«. Die Reaktion des Körpers ist in milden Fällen ein Anstieg des Pulses, das häufig als unangenehmes Herzklopfen empfunden wird, bei stärkerer Reaktion kann der Blutdruck abfallen. Der Körper ergreift in diesem Fall regulatorische Gegenmaßnahmen im Sinne einer Notfallreaktion. Dabei steigt nicht nur der Puls, sondern oft tritt auch kalter Schweiß auf die Stirn, es kommt zu Übel-

43

keit und anderen Kreislaufsymptomen. In einem solchen Fall sollte man KEINE Selbstversuche machen, sondern gleich zum Arzt gehen, um die Symptome abklären zu lassen. Als Ursache kämen nämlich außer einer allergischen Reaktion auch verschiedene ernst zu nehmende (Herz-)Erkrankungen in Frage.

Kopfschmerzen, Migräneanfälle. Kopfschmerzen sind immer ein Alarmsymptom und sollten vom Arzt abgeklärt werden. Nur wenn andere Krankheiten als Ursache ausgeschlossen wurden, kann man, etwa bei Migräne, beginnen, unter Nahrungsmitteln und Getränken nach einem »Trigger« (Auslöser) für seine Kopfschmerzen zu suchen. Sehr oft werden Kopfschmerzen durch eine »Weitstellung« der Gefäße im Gehirn hervorgerufen. Nahrungsmittelunverträglichkeiten können diese Reaktion auslösen; die häufigsten Auslöser sind unter »Flush« aufgeführt.

Flush. Plötzliches Erröten im Gesicht und im Halsbereich (»Flush«), vor allem wenn es unmittelbar nach dem Konsum von Nahrungsmitteln oder Getränken auftritt, ist oft Ausdruck von Nahrungsmittelunverträglichkeiten. Vor allem Sekt, Bier, Rotwein und Balsamico-Essig sind hier als Auslöser auszumachen.

Neben Histamin (dem bekanntesten Auslöser) kommen aber zahlreiche andere biogene Amine und vor allem auch Sulfite und Salizylate als Trigger in Frage. Leider werden diese Substanzgruppen immer noch als Konservierungsstoffe zugelassen, so dass im Prinzip alle konservierten Nahrungsmittel (zum Beispiel Benzoesäure in der Marinade von Essiggurken) verdächtig sind. Auch Alkoholunverträglichkeit kann zu Flush-Symptomatik führen.

Weitere mögliche Symptome

Reflux, Sodbrennen, Räusperzwang, Nasennebenhöhlenentzündungen und Asthma bronchiale. Alle diese Beschwerden kommen immer häufiger vor und lassen sich zumindest teilweise auch mit Unverträglichkeitsreaktionen auf Nahrungsmittel erklären. Man weiß schon lange, dass Reflux nicht nur zu einer Entzündung der Speiseröhre, sondern auch zu Entzündungen von Kehlkopf (Laryngitis) und Bronchien (Asthma bronchiale) führen kann. Meiner Meinung nach spielt Reflux auch bei der Entstehung der chronischen Nasennebenhöhlenentzündung (chronische Sinusitis) eine Rolle. Das Gefühl, sich ständig räuspern zu müssen, ist oft das wichtigste Symptom für eine Entzündung des Kehlkopfes (»Asthma des Larynx«). Daher kann der Räusperzwang durchaus ein Hinweis auf eine Nahrungsmittelunverträglichkeit sein. In all diesen Fällen

werden leider zu oft Medikamente verschrieben, die die Bildung von Magensäure blockieren. Dies führt zwar anfänglich zu einer Verbesserung des Befindens, langfristig aber zu einer Zunahme von Nahrungsmittelallergien (weil Nahrungsmittelallergene nicht mehr von der Magensäure zerstört werden) und wahrscheinlich auch Nahrungsmittelunverträglichkeiten. Durch den eintretenden Mangel an Magensäure werden nicht mehr alle Bakterien im Magen abgetötet, was einer Fehlbesiedelung (siehe SIBOS Seite 18) des oberen Dünndarms Vorschub leistet. Bilden die Mikroorganismen dort enzymhemmende Substanzen, sind unter Umständen Resorptionsstörungen die Folge, die sich nicht selten in Unverträglichkeiten von Nahrungsmitteln äußern (typisches Symptom: »Ich vertrage gar nichts mehr«).

Infektanfälligkeit. Der Zusammenhang zwischen Infektanfälligkeit und Nahrungsmittelunverträglichkeiten erschließt sich nicht auf den ersten Blick. Abwehrschwäche ist aber sehr oft mit Fehlbesiedelungen verbunden, die Nahrungsmittelunverträglichkeiten nach sich ziehen können (siehe Reflux Seite 44). Andererseits habe ich die Erfahrung gemacht, dass die Infekthäufigkeit bei manchen Patienten zurückgeht, wenn das unverträgliche Nahrungsmittel gefunden und konsequent vermieden wird. Besonders auffällig war für mich der Zusammenhang zwischen blutigen Harnwegsinfekten und Fruchtzuckerunverträglichkeit (in geringerem Ausmaß auch Milchzuckerunverträglichkeit). Ich habe außerdem den Eindruck, dass grippale Infekte bei manchen Formen der Glutenunverträglichkeit seltener auftreten, wenn die entsprechende Diät eingehalten wird.

Spätreaktionen. Vor allem bei Patienten mit Neurodermitis, perioraler Dermatitis (Hautentzündung um den Mund), chronischer Urtikaria (Nesselausschlag), Rosacea (»Kupferfinnen«, rote Flecken und Abschuppungen im Gesicht) oder Migränepatienten können Spätreaktionen auftreten. Diese Patienten geben oft Nahrungsmittel als Auslöser (»Trigger«) für die Verschlechterung ihrer Krankheit an. Während sich eine sofortige Verschlechterung der Beschwerden leicht mit den verzehrten Nahrungsmitteln in Zusammenhang bringen lässt, ist das bei der sogenannten Spätreaktion, die erst nach 24–72 Stunden auftritt, wesentlich schwieriger. Neuroder-

WISSEN

Gedeihstörung bei Kindern

Wenn Kinder nicht entsprechend der Normwerttabellen an Gewicht und Größe zulegen (also unter der 3er-Perzentile liegen), dann sollte der Kinderarzt konsultiert werden. Insbesondere wenn nach dem Abstillen oder nach dem Einführen von Zusatznahrung eine Änderung des Wachstums oder neue Beschwerden auftreten, sollte man auch an eine Nahrungsmittelunverträglichkeit denken.

mitispatienten mit Fruktoseunverträglichkeit bemerken oft erst ein bis drei Tage nach der Belastung mit Fruktose einen Neurodermitisschub. Inwieweit solche Spätreaktionen auch bei sonst »Gesunden« auftreten können, ist derzeit noch unklar.

Nachtschweiß und Schlafstörungen. Diese Beschwerden treten ebenfalls manchmal im Zusammenhang mit Nahrungsmittelunverträglichkeiten auf. Allerdings können gerade diese Symptome auch Hinweise auf andere ernst zu nehmende Krankheiten sein (zum Beispiel Diabetes, Schlafapnoe-Syndrom, nächtliche Hypoglykämien [Unterzuckerungen] oder auch Tumorerkrankungen), die nichts mit einer Nahrungsmittelunverträglichkeit zu tun haben. Deshalb sollte in solchen Fällen immer zuerst eine komplette internistische Abklärung erfolgen.

So können Sie sich selbst testen

Haben Sie aufgrund Ihrer Symptome den Verdacht, an einer Nahrungsmittelunverträglichkeit zu leiden, dann können Ihnen die folgenden Fragebögen helfen, den Verdacht zu erhärten.

Die häufigsten Unverträglichkeiten sind Fruktoseunverträglichkeit, Laktoseunverträglichkeit und die Histaminintoleranz. Für diese Unverträglichkeitsreaktionen finden Sie hier Fragebogen und Selbsttests (Provokationstests). Bei offenkundigen Unverträglichkeiten mit bekanntermaßen heftigen Reaktionen sollten Sie aber auf Selbsttests verzichten. In diesen Fällen ist es besser, gleich zum Arzt zu gehen und die entsprechenden Untersuchungen dort machen zu lassen.

Bitte beachten Sie vor einem Selbsttest unbedingt die angegebenen Warnhinweise.

Bei Verdacht auf Laktoseintoleranz

Bitte beantworten Sie folgende Fragen. Wenn Sie mehr als sechs Fragen mit Ja beantworten, sollten Sie sich auf Laktoseintoleranz untersuchen lassen.

Laktoseintoleranz-Selbsttest

Treffen folgende Aussagen auf Sie zu?	Ja	Nein
Ich habe mindestens einmal pro Woche Bauchschmerzen.*	☐	☐
Ich habe sehr oft Blähungen.*	☐	☐
Ich habe immer wieder Durchfälle oder schmierige Stühle.*	☐	☐
Die Beschwerden treten meistens 30 Minuten bis 3 Stunden nach einer Mahlzeit auf.*	☐	☐
Ich habe eine Abneigung gegen Milch.	☐	☐
Wenn ich Milch trinke, nehmen meine Beschwerden zu.	☐	☐
Im Urlaub werden die Beschwerden meistens besser.	☐	☐
Ich habe nahe Verwandte (Großeltern, Onkel, Tanten, Cousins, Cousinen), bei denen eine Laktoseintoleranz bekannt ist.	☐	☐
Ich habe Vorfahren aus Südeuropa, Asien, Afrika oder Südamerika.	☐	☐

* Bei Frauen gelten die Ja-Antworten nur, wenn die Beschwerden unabhängig vom Menstruationszyklus auftreten.

Laktoseintoleranz-Selbsttest

Führen Sie den Selbsttest nicht durch, wenn Sie auf den Genuss von Milch oder Milchprodukten schon einmal mit schwerwiegenden Beschwerden wie Durchfall, Übelkeit, Erbrechen etc. reagiert haben. Bei bekannter Milcheiweißallergie sollte dieser Selbsttest ebenfalls nicht durchgeführt werden.

Sind die Probleme nicht ganz so dramatisch und sind Sie sich nur nicht sicher, ob Sie zum Arzt gehen sollen, um sich weiter untersuchen zu lassen, können Sie den Selbsttest machen. In jedem Fall empfiehlt es sich, den Test in der Nähe einer leicht erreichbaren Toilette durchzuführen, denn der Durchfall kann mitunter ziemlich heftig ausfallen. Außerdem ist es ratsam, jemanden in Rufweite zu haben, der Ihnen zur Seite steht, falls Ihnen doch übel wird. Machen Sie keine Selbstversuche, wenn Sie allein zu Hause sind!

So gehen Sie vor

Trinken Sie morgens nüchtern einen viertel Liter Milch (250 Milliliter), ohne etwas dazu zu essen oder zu trinken. Wenn Sie innerhalb von 30–180 Minuten Bauchschmerzen, Blähungen und/oder Durchfall bekommen, liegt mit hoher Wahrscheinlichkeit eine Laktoseintoleranz vor. Selbst (gurgelnde) Darmgeräusche allein sind schon höchst verdächtig.

Haben Sie den Test ohne Beschwerden überstanden, können Sie ihn an einem der folgenden Tage mit einem halben Liter Milch (500 Milliliter) wiederholen. In einem halben Liter Milch sind etwa 25 Gramm Laktose enthalten; das ist die Menge, die der Arzt im Laktosetoleranztest verwendet. Da manche Menschen auf diese Menge Laktose aber schon mit ziemlich ausgeprägten Symptomen reagieren, sollte man den ersten Versuch mit der halben Dosis durchführen.

Wenn Sie auf keinen der beiden Tests mit Beschwerden reagiert haben, ist ein Laktasemangel zwar nicht völlig ausgeschlossen, aber selbst wenn er vorhanden sein sollte, hat er in der Regel keine große gesundheitliche Bedeutung. Sind bei dem Test jedoch merkliche Beschwerden aufgetreten, dann sollten Sie sich unbedingt an einen Arzt wenden, um weitere Untersuchungen durchführen zu lassen. Das ist vor allem deshalb wichtig, weil Laktoseintoleranz ein Symptom für andere Darmerkrankungen sein kann. Je früher (zum Beispiel innerhalb von 30 Minuten nach dem Trinken der Milch) und je heftiger (zum Beispiel explosionsartiger Durchfall) die Beschwerden im Selbsttest aufgetreten sind, desto wichtiger ist es, möglichst bald den Arzt aufzusuchen.

Unter Laktoseintoleranz leiden vor allem Personen mit Migrationshintergrund. Typischerweise sind sie beschwerdefrei, wenn sie beispielsweise im Urlaub ins Land ihrer Väter reisen. Kaum zurück in Deutschland, treten die Beschwerden wieder auf.

Bei Verdacht auf Fruktoseintoleranz

Fruktoseintoleranz können Sie bereits vermuten, wenn Sie »blähendes« Gemüse wie Kohl, Lauch oder Bohnen schlecht vertragen bzw. sehr stark darauf reagieren. Auch der folgende Selbsttest kann Ihnen weiterhelfen.

Fruktoseintoleranz-Selbsttest

Wenn Sie mehr als sechs der folgenden Fragen mit Ja beantworten, sollten Sie sich auf Fruktoseintoleranz untersuchen lassen.

Fruktosetoleranz -Selbsttest

Treffen folgende Aussagen auf Sie zu?	Ja	Nein
Ich habe mindestens einmal pro Woche Bauchschmerzen.*	☐	☐
Ich habe sehr oft Blähungen.*	☐	☐
Ich habe immer wieder Durchfälle oder schmierige Stühle.*	☐	☐
Die Beschwerden treten meistens 30 Minuten bis 2 Stunden nach einer Mahlzeit mit Obst, Honig, Lauch, Zwiebeln, Knoblauch, Kohl oder Bohnen auf.*	☐	☐
Ich habe eine Abneigung gegen alles, was sehr süß schmeckt.	☐	☐
Wenn ich Apfelsaft (oder andere Fruchtsäfte) trinke, nehmen meine Beschwerden zu.	☐	☐
Wenn ich Bonbons oder Kaugummis esse, nehmen meine Beschwerden zu.	☐	☐
Ich habe immer wieder unerklärliche Depressionen oder Antriebsstörungen.	☐	☐
Bei mir wurde die Diagnose Reizdarm gestellt.	☐	☐

* Bei Frauen gelten die Ja-Antworten nur, wenn die Beschwerden unabhängig vom Menstruationszyklus auftreten.

Führen Sie den Selbsttest nicht durch, wenn Sie auf den Genuss von Obst, Fruchtsäften, Sorbit, Fruchtzucker oder Diabetikerprodukten schon einmal mit schwerwiegenden Beschwerden wie Durchfall, Übelkeit, Erbrechen etc. reagiert haben.

Personen, bei denen eine angeborene Form der Fruktoseintoleranz (HFI: hereditäre Fruktoseintoleranz) nicht ausgeschlossen ist, dürfen diesen Selbsttest auf keinen Fall durchführen! Verzichten Sie im Zweifelsfall auf den Selbsttest und gehen Sie lieber gleich zum Arzt, statt ein unnötiges Risiko einzugehen.

Sind die Probleme nicht ganz so dramatisch und sind Sie sich nur nicht sicher, ob Sie zum Arzt gehen sollen, um sich weiter untersuchen zu lassen, können Sie den Selbsttest machen. In jedem Fall empfiehlt es sich, den Test in der Nähe einer leicht erreichbaren Toilette durchzuführen, denn der Durchfall kann mitunter ziemlich heftig ausfallen. Außerdem

ist es ratsam, jemanden in Rufweite zu haben, der Ihnen zur Seite steht, falls Ihnen doch übel wird. Machen Sie keine Selbstversuche, wenn Sie allein zu Hause sind!

So gehen Sie vor

Trinken Sie morgens nüchtern einen viertel Liter (250 Milliliter) klaren (keinen trüben) Apfelsaft, ohne etwas dazu zu essen oder zu trinken. Wenn Sie innerhalb von 30–180 Minuten Bauchschmerzen, Blähungen oder Durchfall bekommen, liegt mit hoher Wahrscheinlichkeit eine Fruchtzuckerunverträglichkeit vor. Selbst (gurgelnde) Darmgeräusche allein sind schon höchst verdächtig.

Nachdem die Fruchtzuckerkonzentration in den verschiedenen Fruchtsäften sehr unterschiedlich sein kann, wird eine Wiederholung des Tests mit einer größeren Menge Apfelsaft nicht empfohlen. Im Zweifelsfall sollten Sie unbedingt zum Arzt gehen. Dort wird der Fruktosebelastungstest in der Regel mit 25 Gramm

Fruktose durchgeführt. Diese Menge kann aber schon zu ausgeprägteren Beschwerden führen, so dass Sie bei der Durchführung nicht unbeaufsichtigt sein sollten.

Bei Verdacht auf Histaminintoleranz

Bitte beantworten Sie folgende Fragen. Wenn Sie mehr als zwei Fragen mit Ja beantworten, ist eine Histaminintoleranz möglich, bei mehr als sechs mit Ja beantworteten Fragen ist eine Histaminintoleranz sehr wahrscheinlich. Sie sollten sich aber bei jedem Verdacht auf Histaminintoleranz von einem Arzt untersuchen lassen.

Histaminintoleranz-Selbsttest

Treffen folgende Aussagen auf Sie zu?	Ja	Nein
Ich habe unregelmäßig auftretende, dafür aber sehr heftige Bauchschmerzen.*	☐	☐
Wenn ich Alkohol (insbesondere Sekt) trinke, bekomme ich rote Flecken im Gesicht und am Hals und habe das Gefühl von Hitzewallungen.*	☐	☐
Ich habe immer wieder explosionsartige Durchfälle, die während der Stuhlentleerung zum Teil mit heftigen Schmerzen einhergehen und danach (fast) vollständig verschwinden.*	☐	☐
Die Beschwerden treten meistens innerhalb weniger Minuten bis zu einer halben Stunde nach einer Mahlzeit auf.*	☐	☐
Ich habe eine Abneigung gegen Alkohol.	☐	☐
Nach einer Narkose (Operation) ist mir meist übel oder ich erhole mich langsamer davon als andere Menschen.	☐	☐
Ich reagiere auf Röntgenkontrastmittel sehr empfindlich und bekomme eher Kreislaufbeschwerden als andere Menschen.	☐	☐
Ich vertrage verdorbene Nahrungsmittel überhaupt nicht.	☐	☐
Ich vertrage Nahrungsmittel mit langen Reifungsprozessen (Salami, Parmesan, Sauerkraut etc.) nicht oder nur in sehr kleinen Mengen.	☐	☐
Ich vertrage keinen Thunfisch (vor allem keine Thunfischkonserven).	☐	☐
Ich vertrage keine größeren Mengen Erdbeeren.	☐	☐
Ich vertrage Speisen, die ich zu Hause ohne Weiteres essen kann, oft nicht, wenn ich sie in einem Restaurant, einem Gasthaus oder einer Kantine verzehre.	☐	☐
Ich habe eine Unverträglichkeit gegenüber Schmerzmitteln oder vertrage überhaupt viele Medikamente nicht (ohne dass eine spezielle Allergie bzw. Unverträglichkeit festgestellt werden konnte).	☐	☐

* Bei Frauen gelten die Ja-Antworten nur, wenn die Beschwerden unabhängig vom Menstruationszyklus auftreten.

Histaminintoleranz entsteht durch ein Ungleichgewicht von Histaminzufuhr und Histaminabbau. Beides kann im Laufe des Lebens stark variieren, sodass die Empfindlichkeit gegenüber histaminhaltigen bzw. histaminfreisetzenden Nahrungsmitteln oder Medikamenten sehr unterschiedlich ausfallen kann.

Deshalb müssen die oben genannten Symptome nicht immer konstant vorhanden sein.

Da eine Selbstprovokation zu gefährlich ist, sollten Sie bei Verdacht auf Histaminintoleranz den Arzt aufsuchen und ihn um eine weitere Abklärung bitten.

Auslassdiäten

Weniger gefährlich als die sogenannten Provokations- oder Selbstexpositionstests sind Auslassdiäten. Diese sind genauso aussagekräftig, aber etwas langwieriger in der Durchführung.

Auslassdiäten dienen weniger dem Zweck, eine schulmedizinisch anerkannte Diagnose zu stellen, als sich selber Gewissheit zu verschaffen, ob man ein bestimmtes Nahrungsmittel oder einen bestimmten Nahrungsbestandteil verträgt oder nicht. Vor allem für Nahrungsmittelunverträglichkeiten, für die es noch keine anerkannten diagnostischen Methoden gibt, sind Auslassdiäten sehr hilfreich.

Auslassdiäten können auch bei echten Nahrungsmittelallergien sinnvoll sein. Hier wäre ein Selbsttest in Form einer Provokation ohne ärztliche Kontrolle viel zu gefährlich. Die Tabelle auf S. 123 zeigt, welche Nahrungsmittel bei welchem Allergieverdacht einmal probeweise ausgelassen werden könnten.

Der Gluten-Entlastungstest

Gluten oder »Klebereiweiß« kommt in Weizen, Roggen, Gerste und Dinkel sowie allen aus diesen Getreidearten hergestellten Produkten vor. Gluten findet sich in Weißmehl ebenso wie in Vollkornmüsli oder Tütensup-

---

WISSEN

Der Einfluss des Menstruationszyklus

Bei menstruierenden Frauen kommt es in der zweiten Zyklushälfte zu vermehrter Wassereinlagerung in das Gewebe. Vor allem wenn die Betroffenen unter dem »prämenstruellen Syndrom« leiden, kann dieser Effekt sehr ausgeprägt sein. Während die Einlagerung von Wasser in den Beinen (vor allem abends) und in den Augenlidern (vor allem am Morgen) allgemein bekannte Phänomene sind, ist es selbst unter Ärzten wenig bekannt, dass sich Wasser auch in der Darmschleimhaut vermehrt einlagern

kann. Dies führt dazu, dass die Resorptionsleistung des Darms während dieser Zeit abnimmt und subtile Resorptionsstörungen zum Vorschein kommen können. Die betroffenen Frauen haben dann zum Beispiel prämenstruell eine Fruchtzuckerintoleranz, die »unerklärlicherweise« nach der Regel wieder »ausheilt«. Es ist wichtig, eine eventuelle Zyklusabhängigkeit der Beschwerden herauszufinden, da diese Art der Nahrungsmittelunverträglichkeit besser mit Hormonen als mit einer Diät behandelt wird.

pen. Dadurch enthält fast jede übliche Mahlzeit Gluten.

Leerphase

Nehmen Sie zunächst zwei (besser vier) Wochen lang Ihre ganz normale Kost zu sich und bewerten Sie die in der folgenden Tabelle angeführten Symptome jeweils mit einer Schulnote (zwischen 1 und 6). Rechnen Sie nach 14 Tagen (bzw. vier Wochen) den Mittelwert zu jeder Spalte aus.

Entlastungsphase

Danach essen Sie zwei (besser vier) Wochen lang glutenfreie Kost und bewerten wiederum jeden Tag Ihre Befindlichkeit und Ihre Symptome. Tragen Sie die Bewertung Ihrer Symptome während dieser Zeit in die folgende Tabelle ein und rechnen Sie nach 14 Tagen (bzw. vier Wochen) den Mittelwert zu jeder Spalte aus. Während dieser zweiten Phase dürfen keinerlei glutenhaltige Nahrungsmittel gegessen werden. Das heißt, Sie müssen Brot, Gebäck, Knödel, Nudeln, Mehlspeisen, Bier (Malz!), aber auch Fertigprodukte, die Gluten enthalten können, vermeiden. Beispiele für glutenfreie und glutenhaltige Nahrungsmittel finden Sie in der Tabelle auf Seite 53. Bitte essen Sie möglichst keine glutenfreien Nahrungsmittel aus dem Reformhaus. Diese werden meistens mit Zusatzstoffen versetzt, die ebenfalls oft Nahrungsmittelunverträglichkeiten auslösen können. Besser ist es, einfach auf auf natürlicherweise glutenfreie Produkte wie Kartoffeln, Hirse, Mais und Reis auszuweichen.

Symptome in der Leerphase (mit Normalkost)

Tag	Befindlich-keit	Blähungen	Durchfall	Schmerzen	andere Be-schwerden	Blutdruck
1						
2						
3						
4						
5						
6						
7						
8						
9						
10						
11						
12						
13						
14						
Mittelwert						

Symptome in der Entlastungsphase (mit glutenfreier Kost)

Tag	Befindlich-keit	Blähungen	Durchfall	Schmerzen	andere Be-schwerden	Blut-druck
1						
2						
3						
4						
5						
6						
7						
8						
9						
10						
11						
12						
13						
14						
Mittelwert						

Menstruierende Frauen sollten den Gluten-Entlastungstest jeweils über vier Wochen hinweg durchführen und zusätzlich den Zyklustag in die Tabellen eintragen. Dabei gilt der erste Tag der Regelblutung als 1. Zyklustag. Nachdem die Verdauungsleistung mit dem Zyklus variiert (schlechtere Verdauungsleistung vom 14.–28. Zyklustag, bessere vom 1.–14. Zyklustag), können Sie gleich herauslesen, ob eine zyklusabhängige Nahrungsmittelunverträglichkeit vorliegt. Nach Beendigung der Auslassdiät berechnen Sie für jede Symptomspalte die Mittelwerte. Wenn sich der »Notendurchschnitt« in der Entlastungsphase um mehr als 0,8 gegenüber der Leerphase mit Normalkost verbessert hat, liegt mit großer

WISSEN

Probleme bei der Diagnose

Bitte beachten Sie, dass ein Arzt bereits nach vier Wochen glutenfreier Ernährung keine Zöliakie (Glutenunverträglichkeit) mehr diagnostizieren kann. In dieser Zeit beginnt die Erkrankung nämlich bereits »auszuheilen«, und die Antikörper sinken unter Umständen bis in den Normalbereich ab. Sollte also der Verdacht auf eine Zöliakie bestehen (zum Beispiel weil es Verwandte mit Zöliakie gibt), so ist es besser, keinen Auslassversuch zu machen, sondern gleich zum Arzt zu gehen.

Beispiele für glutenhaltige und glutenfreie Nahrungsmittel

glutenhaltige Nahrungsmittel	glutenfreie Nahrungsmittel
Weizen, Roggen, Gerste, Dinkel, Gries	Reis, Kartoffeln, Hirse, Polenta, Mais
Brot	Reiswaffeln, Maiswaffeln
Teigwaren (Nudeln, Ravioli etc.), Pizza	Glasnudeln, Reisnudeln
Knödel, Spätzle	Reis, Kartoffeln, Mais, Hirse
mehlhaltige Wurstwaren	Schinken
Cremesuppen, gebundene Saucen	klare Suppen, klare Saucen
Mehlspeisen, Schokolade, Eis, Müsli	Obst*
Bier	Wein**

* Obst sollte nicht als Ersatz verwendet werden, wenn man an einer Fruchtzuckerunverträglichkeit leidet.
** Wein sollte nicht als Ersatz verwendet werden, wenn man an einer Histaminintoleranz leidet.

Wahrscheinlichkeit eine Unverträglichkeit gegenüber der ausgetesteten Substanz vor.

Ursachensuche bei Fettstühlen

Ist der Stuhl oft schmierig und hinterlässt Spuren in der Toilette, deutet das auf einen erhöhten Fettgehalt. Dieser erhöhte Fettgehalt kann direkt auf unverdautes Fett zurückzuführen sein oder aber auf unverdaute Kohlenhydrate zurückgehen, da die Darmbakterien unverdaute Kohlenhydrate in Fettsäuren umwandeln.

So gehen Sie vor

Halten Sie drei Tage lang eine strikt fettfreie Diät ein (was ohne entsprechende Diätberatung unter Umständen nicht ganz einfach ist, da es sehr viele versteckte Fettquellen gibt). Wird der Stuhl unter dieser Diät normal, liegt eher eine Fettverdauungsstörung vor (zum Beispiel aufgrund einer Bauchspeicheldrüsenunterfunktion oder einer Gallenfunktionsstörung). Bleiben die Fettstühle trotz fettfreier Diät bestehen, handelt es sich vermutlich um eine Kohlenhydrat-Resorptionsstörung, wie zum Beispiel eine Fruktose- oder Laktoseintoleranz.

WISSEN

Der Erfolg von Rotationsdiäten

Wenn Sie ein unverträgliches Nahrungsmittel 14 Tage lang weglassen, heilt die Darmschleimhaut in dieser Zeit womöglich so gut aus, dass Sie das Nahrungsmittel anschließend wieder vertragen – zumindest in kleinen Mengen. Der Erfolg der sogenannten Rotationsdiäten, bei denen immer abwechselnd bestimmte Nahrungsmittel weggelassen werden, ist wahrscheinlich auf diesen Effekt zurückzuführen. Dies sollte Sie aber keinesfalls dazu verleiten, große Mengen eines Nahrungsmittels zu sich zu nehmen, das Sie als unverträglich erkannt haben, da dadurch die Darmschleimhaut rasch wieder gestört wird.

So untersucht der Arzt

Die Symptome von Nahrungsmittelunverträglichkeiten sind oft nicht eindeutig. Auch der Arzt muss meist eine ganze Reihe von Untersuchungen durchführen, um die Ursache der Beschwerden herauszufinden.

Die wichtigsten Untersuchungen

Wenn Sie vermuten, dass bei Ihnen eine Nahrungsmittelunverträglichkeit vorliegt, sollten Sie einen Arzt aufsuchen. In der Regel ist zunächst Ihr Hausarzt der beste Ansprechpartner. Doch inzwischen bilden sich immer mehr Ärzte auf diesem Gebiet weiter.

In Österreich existiert ein Zusatzdiplom für »Ernährungsmedizin«, und in Deutschland können Ärzte in Fortbildungen die Zusatzbezeichnung »Ernährungsmedizin« erwerben. Unter den Fachärzten sind Internisten, Fachärzte für Allgemeinmedizin sowie Gastroenterologen die besten Ansprechpartner, wenn man an eine Nahrungsmittelintoleranz denkt. Wird eine Nahrungsmittelallergie vermutet, sollten Sie einen Allergologen (meistens handelt es dabei um Haut-, Lungen- oder HNO-Fachärzte mit entsprechender Spezialisierung) aufsuchen.

Da es derzeit kaum Kliniken oder Ambulanzen, geschweige denn niedergelassene Ärzte gibt, die sich auf die Diagnostik von Nahrungsmittelintoleranzen spezialisiert haben, existiert auch noch kein einheitliches, allgemein anerkanntes Diagnoseschema zur Erfassung dieser Unverträglichkeitsreaktionen. Ich möchte daher betonen, dass das hier vorgestellte Schema nicht nur stark vereinfacht ist, sondern auch keinen Anspruch auf Allgemeingültigkeit erhebt. Es ist durchaus möglich, auf anderen Wegen zu ebenso guten Diagnosen zu kommen.

Die Anamnese

Durch Befragung oder mit einem Fragebogen versucht der Arzt, einen Überblick darüber zu bekommen,
- welche Beschwerden bei Ihnen vorliegen (zum Beispiel Bauchschmerzen, Stuhlunregelmäßigkeiten, Durchfall, Verstopfung, Blähungen, Aufstoßen, geschwollene Lippen, Zungenbrennen, Schluckstörungen, Müdigkeit, Depressionen, Kopfschmerzen, Schwindel, Schweißausbrüche, Süßhunger, Hinweise auf Essstörungen etc.) und
- ob Sie schon selbst ein Nahrungsmittel bzw. eine Nahrungsmittelgruppe für das Auftreten von Beschwerden ausmachen konnten (zum Beispiel Obst, Milchprodukte, Vollkornprodukte, Brot, Mehlspeisen, Süßigkeiten, Fettes, Gebackenes, Farbstoffe, diverse E-nummerierte Substanzen etc.).

Atemtests

Wenn der Arzt eine Nahrungsmittelunverträglichkeit als Ursache Ihrer Beschwerden vermutet, wird er im nächsten Schritt entsprechende Belastungstests mit den in

Anamnese:
Fragen nach der Art und dem Zeitpunkt des Auftretens von Beschwerden sowie nach Nahrungsmitteln, bei denen eine Unverträglichkeit vermutet wird

bei Verdacht auf Nahrungsmittelallergie	bei Verdacht auf Kohlenhydratresorptionsstörung
▼	▼
Prick-Test	H_2-Atemtests
▼	▼
Blutabnahme und Blutuntersuchung mittels RAST-Test	Blutabnahme und Blutuntersuchung zur Abklärung von Histaminintoleranz, Zöliakie, entzündlichen Darmerkrankungen etc.
▼	▼
Weitere Abklärung, d.h. weitergehende Untersuchungen in einer spezialisierten allergologischen Ambulanz	Evtl. komplette gastroenterologische Abklärung, d.h. eine umfassende Untersuchung des Verdauungstraktes inklusive Magen- und Darmspiegelung

▲ **Mögliche Vorgehensweise zur Diagnose von Nahrungsmittelunverträglichkeiten und -allergien.**

Verdacht stehenden Nahrungsmitteln durchführen und während des Tests die Atemgase analysieren. Am häufigsten ist der sogenannte H_2-Atemtest (oder Wasserstoff-Atemtest). Das Messgerät ähnelt einem Alkomaten, wie ihn die Polizei zur Bestimmung des Alkoholgehalts in der Atemluft verwendet.

Der H_2-Atemtest

Der Arzt wird Ihnen nacheinander verschiedene Nahrungsmittelbestandteile (zum Beispiel Fruchtzucker, Milchzucker, Sorbit, Traubenzucker etc.) verabreichen und anschließend die Wasserstoffgehalte in der Atemluft bestimmen.

Der Wasserstoff wird von Bakterien gebildet, die im Dickdarm nichtresorbierte Nahrungsbestandteile (hier stellvertretend die Testsubstanz) abbauen. Von dort gelangt er über die Darmwand in die Blutbahn und dann in die Lungen, wo er am Ende abgeatmet wird. Steigt der Wasserstoffgehalt in der Atem-

luft nach Verabreichung einer Testmahlzeit, so deutet dies auf eine verminderte Aufnahme der Nährstoffe im Dünndarm und ein vermehrtes Bakterienwachstum im Dickdarm hin. Auf diese Weise kann der Arzt relativ einfach feststellen, ob der betreffende Nahrungsmittelbestandteil vom Körper

▼ **Gerät zur Bestimmung des Wasserstoffgehalts der Atemluft.**

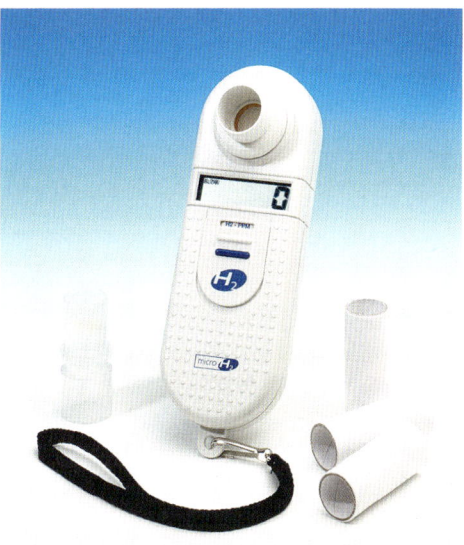

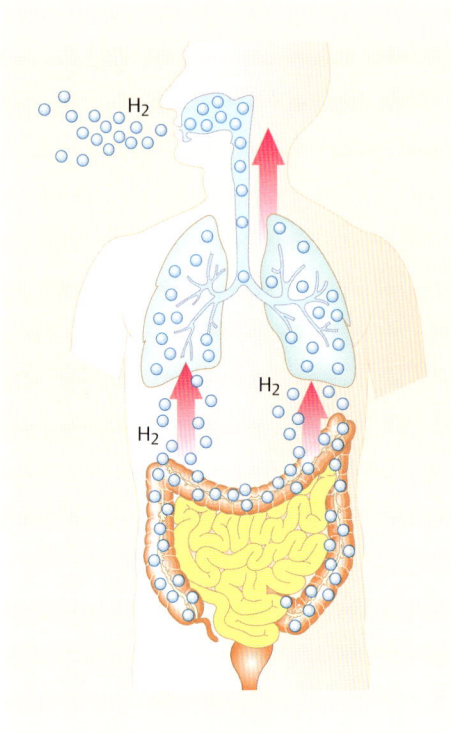

▲ Von den Darmbakterien gebildeter Wasserstoff (H_2) gelangt aus dem Darm ins Blut, von
da in die Lunge und in die Ausatemluft.

aufgenommen wurde oder nicht (Malabsorption) und damit als Ursache für die Beschwerden in Frage kommt.

Der Atemtest ist einfach durchzuführen, wenig belastend und hat eine hohe Aussagekraft. Allerdings können etwa fünf Prozent der Untersuchten keinen Wasserstoff bilden (sogenannte Non-H_2-Producer Seite 72). Bei dieser Personengruppe ist der H_2-Atemtest dann nicht anwendbar. Es sind aber neue Geräte in Entwicklung, bei denen auch der Methangehalt in der Atemluft bestimmt werden kann. Dadurch kann dann die Aussagekraft des Atemtests deutlich erhöht werden.

Andere Atemtests

Neben dem H_2-Atemtest gibt es Testverfahren, bei denen in der Atemluft nichtradioaktive stabile Isotope nachgewiesen werden, die natürlicherweise in der Nahrung vorkommen. Dadurch kann die Verstoffwechselung einzelner Nahrungsmittelbestandteile analysiert werden, wodurch sich wiederum Rückschlüsse auf die Verträglichkeit bestimmter Nahrungsmittel ziehen lassen. Diese vielversprechenden ^{13}C-Atemtestverfahren sind noch in Entwicklung und können derzeit nur in speziellen Zentren durchgeführt werden.

Die Allergieaustestung

Kommt eine Nahrungsmittelallergie in Betracht, wird der Arzt zunächst eine Allergieaustestung durchführen. Dabei sind der Haut(Prick)-Test und der Blut(RAST)-Test die am häufigsten angewandten Verfahren. Beide Testverfahren dienen der Diagnostik sogenannter IgE-vermittelter Allergien. Neuerdings gibt es auch Biochips, mit denen Komponenten einzelner Allergene ausgetestet

werden können. Das erleichtert es, »verwandte« Allergene zu entdecken und so Kreuzallergien besser zu charakterisieren. Auch das Ansprechen auf manche Hyposensibilisierungsverfahren kann damit besser vorausgesagt werden. Mithilfe solcher Chips können zum Teil über hundert verschiedene Allergenkomponenten gleichzeitig aus einem Tropfen Blut bestimmt werden. Nachteil dieser Untersuchungsmethode: Sie ist sehr teuer und wird nur an spezialisierten Zentren durchgeführt.

Bei Kindern macht man manchmal noch (doppelblinde) orale Provokationstests mit den vermuteten Nahrungsmittelallergenen. In der Erwachsenendiagnostik haben sie sich allerdings nicht durchgesetzt und werden daher nur in darauf spezialisierten Zentren angeboten.

Der Prick-Test

Auf die Innenseite des Unterarms werden Tropfen der zu testenden Allergene aufgebracht. Anschließend wird die darunterliegende Haut mit einer kleinen Lanzette leicht angeritzt, damit das in der Flüssigkeit gelöste Allergen in die oberste Hautschicht eindringen kann. Im Falle einer Allergie (Typ-I-Reaktion) bildet sich eine juckende Quaddel (Nesselausschlag) und die Haut rötet sich, Ursache dafür sind vom Körper ausgeschüttete Histamine.

Bleibt diese Reaktion aus, ist eine Allergie auf die geprüfte Substanz unwahrscheinlich (aber nicht ausgeschlossen). Um bei der Untersuchung Zeit zu sparen, werden beim Prick-Test meistens 10 (–20) Allergene gleichzeitig auf einem (oder beiden) Unterarmen aufgebracht. Fällt ein Prick-Test positiv aus (das heißt, es kommt zu Hautreaktionen), wird zur Bestätigung der Diagnose meistens noch ein RAST-Test angeschlossen.

Aus der Geschwindigkeit, mit der sich eine Quaddel zurückbildet, kann man zusätzlich Rückschlüsse auf den Histaminabbau im Körper ziehen. Bleibt die Histaminquaddel länger als 40 Minuten in voller Ausprägung bestehen, so kann man das als Hinweis auf eine »Histaminintoleranz« deuten.

Was ist eine Spätreaktion?

Manchmal tritt 24–72 Stunden nach dem Abklingen der allergischen Reaktion(en) auf den Prick-Test an den Einstichstellen noch einmal eine Rötung und Verhärtung auf. In diesem Fall handelt es sich mit großer Wahrscheinlichkeit um eine verzögerte Immunreaktion (Typ-IV-Reaktion), die für die Beurteilung von Nahrungsmittelunverträglichkeiten sehr

WISSEN

IgE oder IgG, eine Glaubensfrage?

Wenn Mediziner von einer Allergie sprechen, meinen sie in der Regel allergische Reaktionen, die auf die vermehrte Bildung von Antikörpern vom sogenannten IgE-Typ zurückzuführen sind. Diese Abgrenzung ist deshalb von Bedeutung, da eine ganze Reihe von »Nahrungsmittelallergie-Tests« angeboten wird, die auf dem Nachweis von Antikörpern vom IgG-Typ basieren. Allerdings sind IgG-vermittelte Nahrungsmittelunverträglichkeiten (Seite 35) wenig untersucht und haben mit Unverträglich-

keitsreaktionen wahrscheinlich nichts zu tun. In jedem Fall werden diese Tests von Schulmedizinern nicht anerkannt. Zwischen Anbietern und Gegnern solcher Tests tobt ein erbitterter Kampf, der so weit geht, dass Ärzte, die sich gegen diese Tests aussprechen, sogar vor Gericht zitiert werden. Ich möchte deshalb nur so viel dazu sagen, dass es in der Medizin noch nie notwendig gewesen ist, diagnostische Verfahren, die wirklich hilfreich waren, mit Prozessen zu etablieren.

wichtig ist. Typ-IV-Reaktion führen sehr oft zu massiven Störungen der Dünndarmfunktion und ziehen eine Vielzahl von Nahrungsmittelunverträglichkeiten nach sich. So lange nach dem Test schaut aber kaum ein Arzt noch nach, ob es zu einer Reaktion gekommen ist, sodass diese Art der Nahrungsmittelunverträglichkeit regelmäßig übersehen wird.

Sollten Sie nach dem Prick-Test eine solche Spätreaktion bei sich bemerken, empfiehlt es sich, diese Stelle zu fotografieren (am besten ein Lineal danebenlegen, damit man die Größe abschätzen kann) und das Bild zur nächsten Arztvisite mit zu nehmen). Noch besser: Sie gehen gleich zu dem Arzt, der den Test durchgeführt hat, damit man noch rekonstruieren kann, um welchen Nahrungsmittelbestandteil es sich gehandelt hat. Vor allem bei den sogenannten Nativ-Prick-Tests (siehe Prick-zu-Prick-Test) mit natürlichen Nahrungsmitteln kann es zu solchen Spätreaktionen kommen.

Der RAST-Test

Für den RAST-Test wird dem Patienten lediglich etwas Blut abgenommen. Spezialisierte Labors suchen in den Blutproben nach spezifischen Antikörpern vom IgE-Typ. Wenn solche Antikörper nachgewiesen werden, der Prick-Test positiv ist und die körperlichen Beschwerden mit den Testergebnissen im Einklang stehen, gilt die Allergie gegen das jeweilige Nahrungsmittelallergen üblicherweise als bestätigt.

RAST-Tests sind relativ teuer und werden deshalb nicht als »Suchtest«, sondern eher als »Bestätigungstest« bei Verdacht auf eine spezielle Nahrungsmittelallergie durchgeführt. Demgegenüber sind Prick-Tests relativ billig, weshalb sie meistens als »Suchtest« vor dem RAST-Test zur Anwendung kommen. Durch die Kombination beider Testverfahren kann eine hohe Aussagekraft erreicht werden, eine Nahrungsmittelallergie jedoch immer noch nicht mit absoluter Sicherheit bewiesen oder ausgeschlossen werden.

Der Prick-zu-Prick-Test

Weder mit dem Prick- noch mit dem RAST-Test können derzeit alle möglichen Allergene ausgetestet werden. Mittlerweile kennen wir weit über tausend Allergene, aber nur ein Bruchteil davon lässt sich austesten. Eine »vollständige« Allergieabklärung ist daher so gut wie unmöglich. In schwierigen Fällen empfiehlt es sich daher, auch sogenannte Prick-to-Prick-Tests zu machen. Dabei werden einige Tropfen oder in etwas Flüssigkeit gelöste Krümel eines natürlichen Nahrungsmittels auf die Haut gebracht und anschließend mit der Lanzette eingeritzt.

Auf diese Weise lässt sich beispielsweise auch eine allergische Reaktion auf Nahrungsmittel eines bestimmten Herstellers herausfinden. Allerdings ist die Austestung sehr langwierig und verlangt viel Mitarbeit von den Betroffenen. Nachdem es viele Tausend Nahrungsmittel gibt, kann man hier eigentlich nur weiterkommen, wenn die Betroffenen selbst schon einen Verdacht haben und die entsprechenden Nahrungsmittel mitbringen. Sollte sich der Verdacht bestätigen, ist die weitere Suche nach den für die allergische Reaktion verantwortlichen Komponenten einfacher.

Differenzialdiagnose – was könnte es noch sein?

Die Symptome einer Nahrungsmittelunverträglichkeit sind leider nicht so eindeutig, dass man andere Erkrankungen von vornherein ausschließen kann. Es gibt verschiedene Erkrankungen, die sich mit ganz ähnlichen Symptomen äußern wie Nahrungsmittelunverträglichkeiten.

Oft stellt sich bei den weiteren Untersuchungen auch heraus, dass eine Darmerkrankung vorliegt, in deren Folge es zu Nahrungsmittelunverträglichkeiten gekommen ist. In diesem Fall spricht man auch von »sekundären« Nahrungsmittelunverträglichkeiten. An sekundäre Nahrungsmittelunverträglichkeiten muss man vor allem dann denken, wenn mehrere Unverträglichkeiten gleichzeitig vorliegen (»multiple Intoleranzen«).

Erkrankungen im Magen-Darm-Bereich

Im Prinzip kann fast jede Erkrankung der Verdauungsorgane mit einer Nahrungsmittelunverträglichkeit verwechselt werden oder mit ihr kombiniert vorkommen, zum Beispiel:

- Zöliakie: Die Zöliakie war früher eine sehr seltene Krankheit bei Kindern, heute wird sie viel häufiger gefunden und oft erst im Erwachsenenalter diagnostiziert.
  Bei dieser Erkrankung kommt es zu einer Zerstörung der Darmzotten; dadurch wird einerseits die Nährstoffaufnahme aus dem Darm, andererseits aber auch die Barrierefunktion des Darms gestört, sodass fast alle Nahrungsmittel Unverträglichkeitsreaktionen hervorrufen können.
- Eine Fehlbesiedelung des Darms mit Mikroorganismen (siehe SIBOS Seite 18), die Enzyme hemmen, die zur Verdauung von Nahrungsmitteln gebraucht werden. Sie kann Symptome hervorrufen, die einer Nahrungsmittelunverträglichkeit ähneln.

- Fehlende Verdauungsenzyme – etwa bei Erkrankungen der Bauchspeicheldrüse – können zu ähnlichen Beschwerden führen.
- Ein gestörtes Zusammenspiel von Darm, Bauchspeicheldrüse, Galle und neuroendokrinen Botenstoffen des Darms kann ebenfalls mit einer Nahrungsmittelunverträglichkeit verwechselt werden.
- Und auch chronisch entzündliche Darmerkrankungen wie Morbus Crohn, Colitis ulcerosa oder Morbus Whipple können ähnliche Beschwerden hervorrufen.

Wenn sich die Beschwerden trotz konsequent eingehaltener Diät innerhalb von vier Wochen nicht eindeutig bessern, muss immer eine umfassende Untersuchung des Magen-Darm-Trakts eingeleitet werden.

Weitere Erkrankungen

Eine ganze Reihe anderer Erkrankungen – Tumoren (wie gastrointestinale Lymphome oder hormonproduzierende Tumoren), Mastozytose, Infektionen, Abwehrdefekte, Autoimmunerkrankungen, rheumatische oder psychiatrische Erkrankungen, Endometriose oder hormonelle Erkrankungen (zum Beispiel prämenstruelles Syndrom, mangelnde Gelbkörperhormon-Bildung, Schilddrüsenfunktionsstörungen, Kalziumstoffwechselstörungen, Nebennierenfunktionsstörungen) – können Nahrungsmittelunverträglichkeiten vortäuschen oder mit ihnen einhergehen. Oft kommt es durch das Weglassen positiv getesteter Nahrungsmittel zu einer vorübergehenden oder teilweisen Besserung. Auch hier gilt, dass eine weitere Abklärung notwendig ist, wenn die Beschwerden nicht innerhalb einer angemessenen Zeit (meistens vier bis sechs Wochen) vollkommen verschwinden.

Hautkrankheiten

Bei Hautkrankheiten sind die Reaktionen auf unverträgliche Nahrungsmittel individuell sehr unterschiedlich. Beschwerden, die im Zusammenhang mit bestimmten Hauterkrankungen auftreten, können manchmal an Nahrungsmittelunverträglichkeiten gekoppelt sein.

- Glutenunverträglichkeit kann ein Hinweis auf eine Dermatitis herpetiformis Duhring sein, eine wiederkehrende juckende Hautentzündung mit herpesähnlichen Bläschen.
- Patienten mit Schuppenflechte (Psoriasis) sprechen manchmal auf eine glutenfreie Diät mit einer Besserung der Hautbeschwerden an.
- Bei Neurodermitispatienten findet man eher Nahrungsmittelallergien oder eine Histaminintoleranz. Spätreaktionen gehen dagegen öfter auf Nahrungsmittelunverträglichkeiten, wie zum Beispiel eine Fruktosemalabsorption oder eine Laktoseintoleranz, zurück.
- Patienten mit Rosacea, perioraler Dermatitis (Hautentzündung um den Mund) oder Urtikaria (Nesselausschlag) berichten gelegentlich über eine Verbesserung ihrer Hautsymptomatik, nachdem positiv ausgetestete Nahrungsmittelbestandteile weggelassen wurden.

Bei den zuletzt genannten Hautkrankheiten beobachtet man – ähnlich wie bei der Migräne – sehr große individuelle Unterschiede: Während der Zusammenhang zwischen dem Verzehr des Nahrungsmittels und dem Auftreten neuerlicher Beschwerden bei dem einen Patienten offenkundig ist, ist das bei anderen Patienten nicht der Fall. Dies dürfte auch der Grund dafür sein, dass es in wissenschaftlichen Studien bislang nicht gelungen ist, einen solchen Einfluss nachzuweisen.

Verzicht auf Schokolade?

Vor allem bei Akne und unreiner Haut werden die diätetischen Behandlungsmöglichkeiten immer wieder überschätzt. Gelegentlich werden zwar Erfolge mit kalorienarmer Ernährung und Verzicht auf Milchprodukte (also vor allem auf Milchschokolade) beschrieben, doch meine eigene Erfahrung zeigt, dass diese Fälle eher die Ausnahme darstellen. Selbst wenn manche Patienten mit dem Weglassen einzelner Nahrungsmittel subjektiv eine gewisse Besserung erreichen, sollten doch immer auch eine Abklärung und Behandlung durch den Hautarzt erfolgen.

Vorsicht bei Cis-Retinsäure

Cis-Retinsäure ist ein Wirkstoff, der inner-lich zur Behandlung von Akne und manchen Hauterkrankungen eingesetzt wird. Nach meinem Eindruck werden diese Präparate von Hautärzten allerdings viel zu unkritisch verordnet. So habe ich den dringenden Ver-dacht, dass Cis-Retinsäure zu einer (irreversi-blen) Schädigung der Dünndarmschleimhaut und damit zu Nahrungsmittelunverträglich-keiten führt. Wiederholt habe ich eine sekun-däre Laktoseintoleranz feststellen können, die nach der Durchführung einer Cis-Retin-säure-Therapie aufgetreten ist und die vorher noch nicht bestanden hatte.

Jeder Dermatologe weiß, dass die Entzündung von Lippen (Cheilitis) und Schleimhäuten eine sehr häufig auftretende Nebenwirkung der Cis-Retinsäure ist, aber kaum jemand scheint zu bedenken, dass sich bei innerlicher An-wendung die gleichen Veränderungen auch an der Darmschleimhaut abspielen! Weitere Studien zur Abschätzung von Risiken durch Cis-Retinsäure wären hier dringend erforder-lich. Es wäre ein Unding, wenn sich Jugend-liche durch die Anwendung dieser Medika-mente eine schöne Haut mit (lebenslangen?) Nahrungsmittelunverträglichkeiten erkauf-ten! Das scheint aber nur auf die innerliche Anwendung von Präparaten mit diesem In-haltsstoff zuzutreffen.

Alternative Diagnose- und Behandlungsmethoden

Nachdem die Nahrungsmittelunverträglich-keiten in den letzten Jahren enorm zugenom-men haben, hat sich parallel dazu auch ein Markt für alternativmedizinische oder nicht-medizinische Diagnose- und Behandlungs-methoden entwickelt.

Traditionelle chinesische Medizin (TCM)

Die traditionelle chinesische Medizin wur-de von europäischen Ärzten lange auf die Akupunktur reduziert. In letzter Zeit gibt es jedoch immer mehr Repräsentanten der TCM, die sich daran erinnern, dass die Er-nährung ein wesentlicher Bestandteil der TCM-Schule ist. Da Chinesen offenbar sehr empfindlich gegenüber verschiedenen Nah-rungsmittelbestandteilen sind, hat sich hier ein großer Erfahrungsschatz gebildet. Immer öfter wird jetzt versucht, diese Erfahrungen auf westliche Patienten zu übertragen. Dies geschieht durchaus häufig mit Erfolg, aber

nicht immer. Vielleicht sollte man bedenken, dass Asiaten manche Nahrungsmittel ganz anders verstoffwechseln als Europäer, weil sie genetisch bedingt eine andere Enzymausstat-tung haben. Insbesondere fehlt vielen Asiaten das Enzym, das Milchzucker aufspaltet, oder das Enzym, das Alkohol abbaut. Daher sind Laktose oder Alkohol für Asiaten »ganz ande-re« Nahrungsmittel als für Europäer. Es wird sicher noch einige Zeit dauern, bis die euro-päischen TCM-Ärzte die Erfahrungen der tra-ditionellen chinesischen Medizin so übersetzt haben, dass sie auf die Menschen im Westen anwendbar sind.

Homöopathie

Das Prinzip der klassischen Homöopathie lau-tet: Gleiches soll mit Gleichem geheilt wer-den. Mit dieser Strategie gehen die Homöo-pathen auch die Behandlung von Allergien an – mit wechselndem Erfolg. Leider gibt es noch keine Studien, die zeigen, dass der homöopathische Therapieansatz bei Nahrungsmittelunverträglichkeiten erfolgreich ist. Mittels homöopathischer Methoden können jedenfalls keine verlässlichen Diagnosen für Nahrungsmittelunverträglichkeiten gestellt werden. Andererseits liegen ältere Studien vor, in denen Allergien erfolgreich mit homöopathischen Methoden behandelt wurden. Die Anwendung von nicht ärztlich verordneten homöopathischen Mischpräparaten ist jedenfalls abzulehnen.

Kinesiologie, Bioresonanz

In letzter Zeit kommen immer öfter Patienten in meine Sprechstunde, denen Heilpraktiker (oder auch ärztliche Kollegen) mit Kinesiologie, Bioresonanz oder auf eine andere nicht nachvollziehbare Art und Weise die Diagnose »Fruktoseintoleranz« oder Unverträglichkeit von anderen Nahrungsmitteln gestellt haben. Eine Diagnose, die sich sehr oft mit dem Atemtest nicht bestätigen lässt und bei der ein Auslass- und Reexpositionsversuch mit fruktosehaltigen Nahrungsmitteln auch keine Besserung bzw. Verschlechterung der Symptomatik ergibt.

Bei all diesen Methoden werden auffallend häufig multiple Nahrungsmittelunverträglichkeiten oder »Allergien« diagnostiziert, zum Beispiel gegen Weizen, Fruchtzucker und Milch. Wenn man alle Nahrungsmittel weglässt, die Weizen, Fruchtzucker, Milchzucker und Milcheiweiß enthalten, hat man in der Tat schätzungsweise 80 Prozent aller Nahrungsmittelunverträglichkeiten abgedeckt – allein mit Statistik und ganz ohne exakte Diagnose – und es wird bei mehr als drei Viertel der betroffenen Patienten zu einer Besserung kommen. Nur bleibt diesen Menschen dann nicht mehr sehr viel zu essen übrig.

Immunologisches Screening

Das Gleiche gilt für die sogenannten immunologischen Screening-Tests, die von vielen Ärzten und Labors zur Erfassung von Nahrungsmittelunverträglichkeiten angeboten werden. Doch wenn von 400 getesteten Nahrungsmitteln 100–200 als unverträglich eingestuft werden, ist die Wahrscheinlichkeit relativ hoch, dank einiger »Zufallstreffer« einen klinischen Erfolg zu erreichen. Aber auch hier sind die Betroffenen oft sehr in ihrer Lebensqualität eingeschränkt, weil auf der umfangreichen Liste der angeblich unverträglichen Stoffe häufig Grundnahrungsmittel stehen und die Menschen nicht mehr wissen, was sie überhaupt noch essen können (siehe dazu auch »Eine Unverträglichkeit, die keine ist« Seite 35).

Internet-Angebote

Bitte seien Sie bei medizinischen Angeboten und Versprechungen im Internet äußerst skeptisch! Hier werden zahllose Untersuchungs- und Behandlungsmethoden sowie Rat für jedes nur erdenkliche Problem angeboten. Viele dieser Seiten sind unseriös. Andere wiederum jagen den Betroffenen unnötig Angst ein. Für die meisten dort angepriesenen Produkte gibt es keine anerkannten wissenschaftlichen Studien, aber dafür umso mehr pseudowissenschaftliche »Untersuchungen« oder Scheinstudien, die von den entsprechenden Firmen selbst in Auftrag gegeben wurden. Immer wenn Sie hören »Dr. xy empfiehlt«, »Ärzte wissen noch nicht, dass …«, »Neueste Erkenntnisse zeigen, …« oder »Das neue Wundermittel aus …«, sollten bei Ihnen die Alarmglocken läuten.

Auch Atemtests, die über das Internet angeboten werden, sind unzuverlässig, da hier nie der Ausgangswert bestimmt werden kann, der VOR der Durchführung des Tests unabdingbar notwendig ist. Der Versand von Gasen ist ohne teure Spezialgefäße so gut wie unmöglich, sodass eigentlich keine verlässlichen Werte gemessen werden können. Lufttemperatur und Feuchtigkeit können überhaupt nicht berücksichtigt werden.

Die meisten (pseudo)medizinischen Internetseiten werden von Personen oder Firmen gemacht, die selbst keinen medizinischen Hintergrund haben, sondern mit der Gesundheit anderer und auf deren Kosten einfach nur Geld verdienen wollen. Es gibt sogar Firmen, die überhaupt keine Produkte haben, sondern nur von der Bannerwerbung leben, die auf ihrer Homepage zu finden ist. Schließlich werden Seiten zum Thema Nahrungsmittelunverträglichkeit sehr oft aufgerufen, und das ist das, was für den Werbekunden zählt, der das Banner gesetzt hat. Es mag wohl auch »weiße Schafe«, also seriöse Seiten, zwischen den vielen schwarzen geben, inbesondere bei den Selbsthilfegruppen, doch selbst da kann man nicht sicher sein. Manche Foren auf solchen Seiten werden von bezahlten Mitschreibern mit Beiträgen bestückt, die auftragsgemäß bestimmte Medikamente oder Therapien empfehlen. Vorsicht ist jedenfalls angesagt.

Und noch etwas: Sollten Sie irgendwo lesen »Dr. Ledochowski sagt …«, dann ist diese Aussage sicher nicht von mir, da ich meine medizinische Meinung nicht über fremde Internetseiten verbreite, sondern ausschließlich über Printmedien, meine eigene Hompage oder nichtkommerzielle Fernsehanstalten!

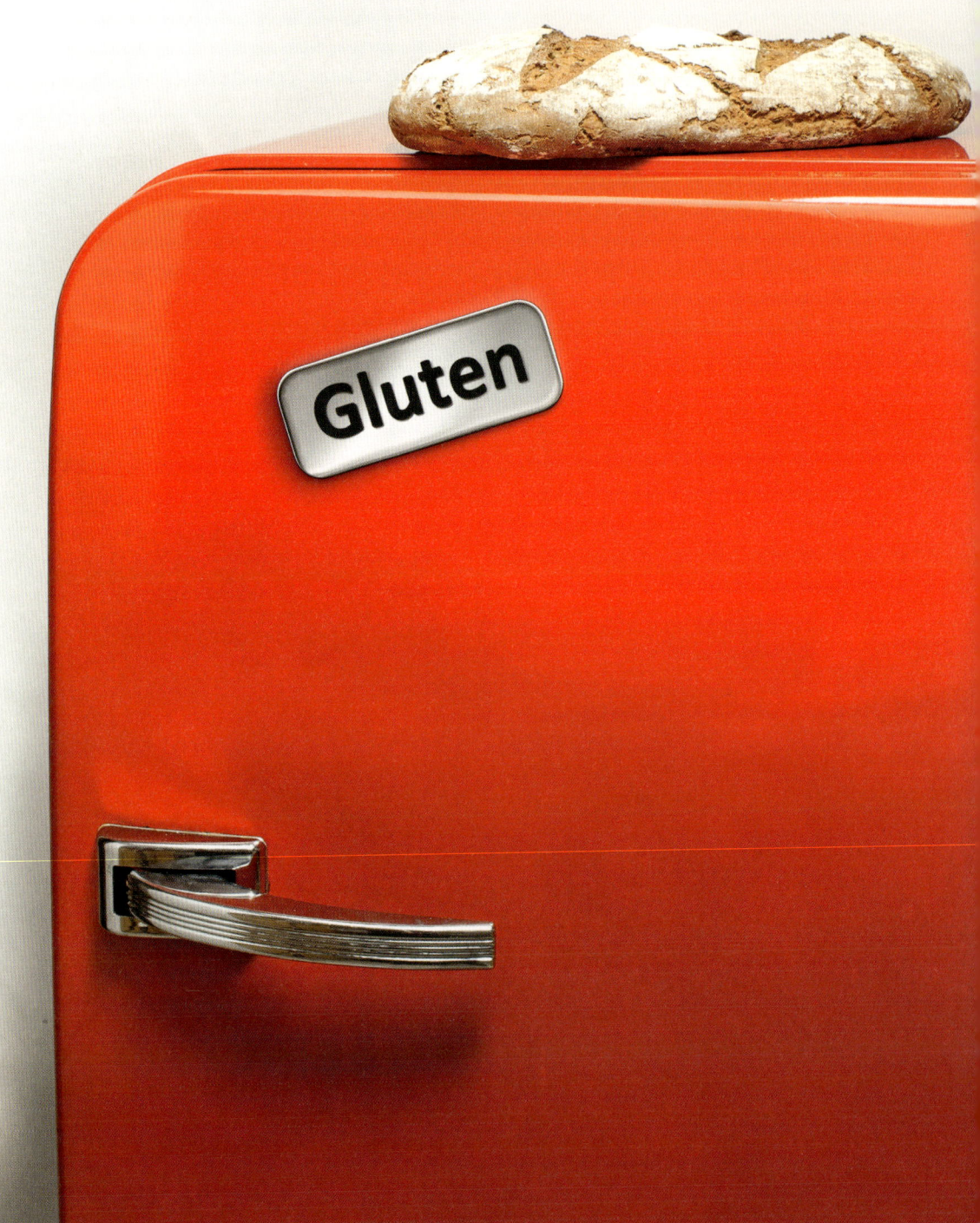

Die Unverträglichkeiten im Einzelnen

Es würde den Rahmen dieses Ratgebers sprengen, alle bekannten Nahrungsmittelunverträglichkeiten abzuhandeln. Die mit Abstand häufigsten Reaktionen werden von Fruchtzucker, Milchzucker, Histamin und einigen Bestandteilen im Mehl hervorgerufen. Diese machen rund 80 Prozent aller diagnostizierten Nahrungsmittelunverträglichkeiten aus und werden deshalb hier näher beschrieben.

Fruchtzuckerunverträglichkeit

Fruchtzucker oder Fruktose kommt, wie der Name schon sagt, vor allem in Früchten vor. Sie verdanken ihm ihren süßen Geschmack.

Der Haushaltszucker ist ein Zweifachzucker und besteht aus je einem Molekül Glukose und Fruktose. Honig dagegen ist ein Gemisch aus den Einfachzuckern Fruktose und Glukose. Manche Gemüse enthalten Inulin, einen Mehrfachzucker (Polysaccharid) aus Fruktose, als Speicherstoff, so zum Beispiel Schwarzwurzeln, Spargel, Pastinaken, Chicorée, Topinambur und Artischocken. Auch die Gemüsesorten, die bekanntermaßen blähen, wie Bohnen, Kohl, Lauch, Zwiebeln

etc., enthalten Fruktose (in Form von Fructooligosacchariden, abgekürzt FOS).

Da man früher glaubte, dass Fruktose für Diabetiker günstiger sei als Traubenzucker (wegen des langsameren Blutzuckeranstiegs), wurden – und werden leider noch immer – viele Diabetiker- und Diätprodukte sowie kalorienreduzierte Getränke mit Fruchtzucker gesüßt. Auf den Etiketten steht dann »mit natürlicher Fruchtsüße« oder Ähnliches.

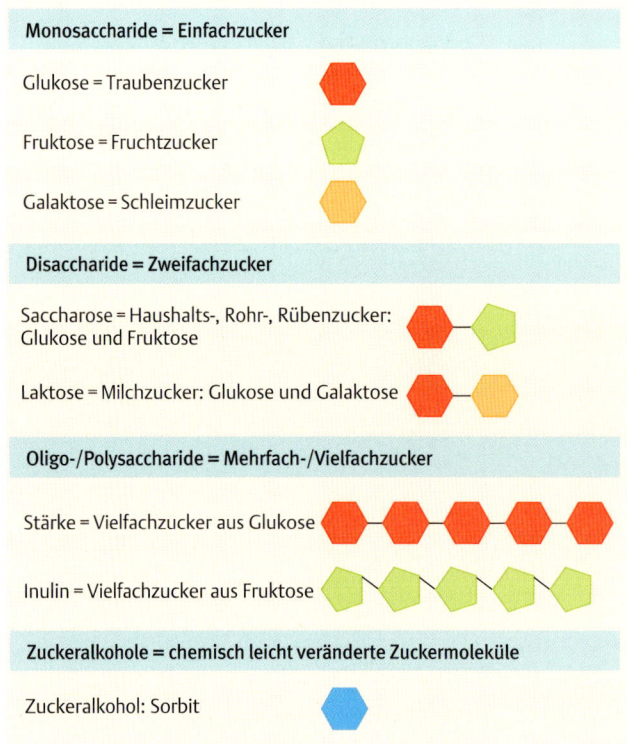

◀ Wichtige Mitglieder der Zuckerfamilie.

Heutzutage findet man die höchsten Fruchtzuckermengen in industriell gefertigten Süßigkeiten und Backwaren. Weshalb ist das so? Einerseits besitzt Fruchtzucker die höchste Süßkraft von allen üblichen Zuckerarten, das heißt, es werden für denselben Süßeffekt geringere Mengen benötigt (Kostenersparnis). Andererseits verleihen Fruchtzucker und sein Abbauprodukt Sorbit Backwaren eine gewisse Feuchte, wodurch diese länger haltbar bleiben und Frische vortäuschen. Vor 40 Jahren lag der Fruchtzuckerverbrauch noch bei 4–5 Gramm pro Person und Tag, mittlerweile ist der Konsum auf 20–25 Gramm pro Person und Tag gestiegen. Diese Fruchtzuckermengen werden aber von vielen nicht mehr vertragen, sodass es immer mehr Menschen mit »Fruktoseunverträglichkeit« gibt.

Fruktosemalabsorption oder Fruktoseintoleranz?

Es gibt zwei verschiedene Formen von Fruchtzuckerunverträglichkeit oder Fruktoseintoleranz. In diesem Buch geht es nur um die Form, die als Fruktosemalabsorption oder intestinale Fruktoseintoleranz bezeichnet wird:

Hereditäre Fruktoseintoleranz (HFI)

Die hereditäre Fruktoseintoleranz ist sehr selten: Von 100 000 Menschen sind zwischen einem und fünf davon betroffen. Ursache ist ein angeborener Enzymmangel, aufgrund dessen Fruktose nicht richtig verstoffwechselt werden kann. Dadurch kann es zu Schäden von Leber und Nieren sowie zu lebensbedrohlichen Hypoglykämien (Unterzuckerungen) kommen. Betroffene Menschen müssen Fruchtzucker ihr Leben lang vermeiden. Diese sehr seltene Erkrankung bedarf einer speziellen Diät und wird hier nicht weiter besprochen. Die Betroffenen dürfen überhaupt keinen Fruchtzucker – auch nicht in der gebundenen Form als Haushaltszucker – essen. Eine Infusion mit Fruchtzucker kann bei diesen Menschen zum Tod führen, was bei der intestinalen Form der Fruktoseintoleranz nicht der Fall ist!

Intestinale Fruktoseintoleranz (IFI)

Die intestinale Fruktoseintoleranz oder Fruktosemalabsorption dagegen ist relativ häufig. Man schätzt, dass etwa ein Drittel der Bevölkerung davon betroffen ist. Sie geht auf ein defektes oder überlastetes Transportsystem im Dünndarm zurück. Der sogenannte GLUT5-Transporter ist das wichtigste Transportsystem für Fruktose. Wenn er nicht oder nur unzureichend funktioniert, kann Fruchtzucker nicht oder nur in zu geringem Umfang aus dem Darm aufgenommen werden: Deshalb spricht man auch von Malabsorption.

Zuckeraufnahme aus dem Darm

Über die Nahrung aufgenommene Kohlenhydrate und Zucker werden von Enzymen in Mehrfach- und Einfachzucker aufgespalten. Die Einfachzucker (Glukose, Galaktose und Fruktose) werden dann durch entsprechende Transportsysteme in bzw. durch die Dünndarmzellen transportiert. Die verschiedenen im Körper vorkommenden Transportsyste-

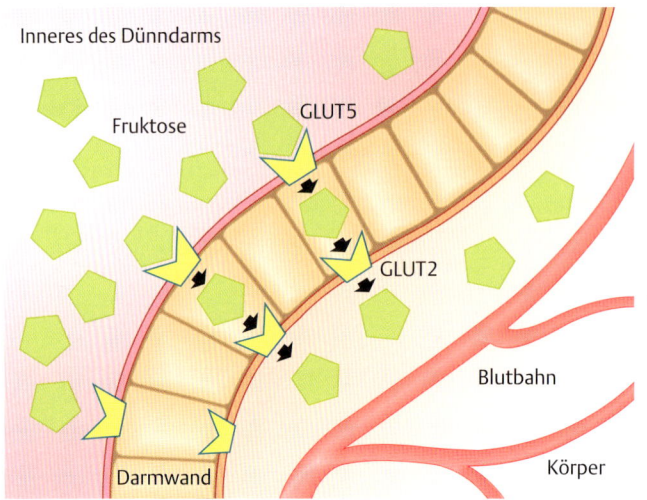

Inneres des Dünndarms

Fruktose

GLUT5

GLUT2

Blutbahn

Körper

Darmwand

◀ Fruktose wird durch das Transportsystem GLUT5 in die Dünndarmzelle aufgenommen, wandert durch die Zelle auf die andere Seite und wird vom GLUT2-Transporter in die Blutbahn entlassen.

me heißen GLUT1 bis GLUT12. Daneben gibt es ein weiteres Transportsystem mit der Bezeichnung SGLT1, welches bevorzugt Glukose in die Dünndarmzellen transportiert.

Das Transportsystem für Fruktose (GLUT-$_5$) kann angeborenerweise oder erworbenerweise defekt sein bzw. eine verminderte Transportleistung aufweisen. Erworbene GLUT5-Defekte können vorübergehend oder dauerhaft vorkommen. So wird die

Transportkapazität von GLUT5 durch die Aufnahme von Sorbit mit der Nahrung vorübergehend blockiert, während sie durch gleichzeitige Aufnahme von Glukose stimuliert werden kann. Dies ist der Grund, warum Haushaltszucker (der ja aus Traubenzucker und Fruchtzucker besteht) auch bei Fruktosemalabsorption relativ gut aufgenommen werden kann, da mit jedem Molekül Fruchtzucker gleichzeitig auch ein Molekül Traubenzucker angeboten wird.

Welche Beschwerden können auftreten?

Blähungen und Durchfälle sind die Leitsymptome für eine Fruktosemalabsorption. Fruchtzucker, der nicht aus dem Dünndarm aufgenommen wurde, gelangt in den Dickdarm, wo er von Bakterien zu Wasserstoff, Kohlendioxid und kurzkettigen Fettsäuren verstoffwechselt wird. Kurzkettige Fettsäuren können wiederum in Alkohole und Aldehyde umgewandelt werden, von denen manche sehr giftig sind. Diese Stoffwechselprodukte fallen in sehr hohen Konzentrationen an und werden zum Teil resorbiert und zum Teil abgeatmet.

Wasserstoff ist schon wenige Minuten nach Einsetzen des Fermentationsprozesses in der Atemluft nachweisbar und wird deshalb gerne zur Diagnose der Fruktosemalabsorption verwendet (siehe H_2-Atemtest Seite 55). Während der entstehende Wasserstoff keine Beschwerden verursacht, führt die Bildung von Kohlendioxid zu Blähungen und die Bildung von kurzkettigen Fettsäuren zu Durchfall.

Allerdings leiden bei Weitem nicht alle Patienten unter den beschriebenen Beschwerden.

Das Auftreten von Symptomen ist wesentlich von der Art, der Menge und der Lokalisation der den Darm besiedelnden Bakterien abhängig. Eine wesentliche Rolle spielt dabei, ob es bereits im Dünndarm zu Fermentationsprozessen kommt oder ob diese nur im Dickdarm stattfinden (siehe SIBOS Seite 18).

Warum ist das so? Im Dünndarm findet man normalerweise nur sehr wenige Bakterien, während der Dickdarm extrem dicht besiedelt ist. Dementsprechend werden Fermentationsprozesse im Dünndarm sehr schlecht vertragen, während sie im Dickdarm normal sind und viel seltener zu Beschwerden führen. Die Zellen, welche den Dickdarm aufbauen, sind sogar auf die bei der Fermentation gebildeten kurzkettigen Fettsäuren angewiesen. Das heißt, ihnen nützen die vorhandenen Bakterien im Regelfall.

Weitere mögliche Begleiterscheinungen

Neben den Leitsymptomen Blähungen und Durchfall sind Bauchschmerzen, die etwa 30–90 Minuten nach einer fruktosehaltigen Mahlzeit auftreten, die häufigsten Symptome. Aber auch gurgelnde Darmgeräusche, Müdigkeit nach dem Essen und Stimmungsschwankungen bis hin zu Depressionen können im Rahmen einer Fruktoseintoleranz vorkommen. Wenn die Fruktosemalabsorption schon länger besteht, findet man zudem oft chronische Entzündungen der Nasennebenhöhlen oder hartnäckige Migräne.

Depressionen

Beim sogenannten Reizdarmsyndrom wird oft eine »psychische Komponente« für die Beschwerden mitverantwortlich gemacht. Auch bei der Fruktosemalabsorption sieht man häufig psychische Veränderungen, meist in Form typischer Serotoninmangelsymptome. Serotonin sorgt im Gehirn (unter anderem) für das Gefühl von Wohlbefinden und Vitalität; deshalb wird der Botenstoff auch als »Glückshormon« bezeichnet. Eine der Ursachen von Depressionen liegt in der verminderten Serotoninbildung. In eigenen Studien konnten wir zeigen, dass Patienten mit Fruktosemalabsorption im Vergleich zu Personen ohne diese Störung signifikant höhere Depressionswerte aufweisen. Sehr wahrscheinlich geht die Fruktosemalabsorption mit einer Resorptionsstörung der Aminosäure Tryptophan einher, sodass der Tryptophanspiegel dauerhaft erniedrigt ist. Da Tryptophan jedoch der Ausgangsstoff für die Bildung von Serotonin ist, kommt es in der Folge zu Depressionssymptomen – und zu Heißhunger auf Süßes.

Ein Teufelskreis beginnt

Patienten mit Fruktosemalabsorption neigen zu niedrigen Tryptophanspiegeln, weshalb sie Appetit auf Süßes bekommen. Wenn sie dann aber fruchtzuckerhaltige Nahrungsmittel verzehren, hellt sich ihre Stimmung zwar kurzzeitig auf, langfristig führt die Fruktosezufuhr jedoch zu einem noch ausgeprägteren Tryptophanmangel und zu noch größerem Süßhunger.

Solange Haushaltszucker der einzige Zucker in unserer Nahrung war, dürfte dieser Teufelskreis nur selten in Gang gekommen sein. Doch die zunehmende Verwendung von Fruchtzucker in der Herstellung von industriellen Nahrungsmitteln und die Propagierung von »zuckerfreien« (und damit meist sorbit- oder xylithaltigen) Nahrungsmitteln verschlechtern die Situation für die Betroffenen. Auch die Empfehlung, »viel Obst zu essen«, wirkt sich in diesem Fall negativ auf die depressive Symptomatik aus.

Weniger Obst für Depressive?
In unserer Studie konnten die Patienten mit Fruktosemalabsorption durch eine Reduktion der Fruchtzuckerzufuhr, insbesondere durch die Einschränkung des Verzehrs von Fruchtsäften, Honig und Obst, eine signifikante Verbesserung der Depressionswerte erreichen. Dies wirft die Frage auf, ob die allgemeine Empfehlung, viel Obst und Fruchtsäfte zu sich zu nehmen (zum Beispiel Projekte wie »5 am Tag«), wirklich sinnvoll ist oder ob man damit nicht in vielen Fällen mehr Schaden als Nutzen anrichtet. Überhaupt stellt sich die Frage, ob es vertretbar ist, Nahrungsmittel in »gesunde« bzw. »ungesunde« einzuteilen. Lebensmittel sollten viel eher individuell in »passende« oder »unpassende« eingeteilt werden.

Die Kombination mit anderen Kohlenhydrat-Malabsorptions-Syndromen, wie zum Beispiel der Laktoseintoleranz, kann den Serotoninmangel und die Depressionsneigung weiter verstärken. Depressionen scheinen auch bei Patienten mit Reizdarmsyndrom gehäuft vorzukommen. Nach den oben dargestellten Fakten sind psychische Veränderungen bei Patienten mit Reizdarmsyndrom aber eher als Folge denn als Ursache für die Entstehung der klinischen Beschwerden anzunehmen!

Was ist das Reizdarmsyndrom?

Aufgrund der Verdauungsbeschwerden, die bei Fruktosemalabsorption auftreten, stellen Ärzte häufig die Diagnose »Reizdarmsyndrom«. Das Reizdarmsyndrom (RDS) zählt zu den »funktionellen« oder »psychosomatischen« Magen-Darm-Erkrankungen, das heißt, seine Ursache ist nicht bekannt.

WISSEN
Warum machen Sport und Schokolade glücklich?
Es ist bekannt, dass Personen mit Depressionen oft einen ausgeprägten Süß- oder Kohlenhydrathunger entwickeln. Wenn das Gehirn »Serotoninmangel« feststellt, veranlasst es nämlich sofort den Verzehr von Süßigkeiten oder von Kohlenhydraten wie Nudeln, Reis und Kartoffeln. Dadurch kommt es zur Ausschüttung von Insulin, welches nicht nur den Blutzuckerspiegel senkt, sondern auch die Blut-Hirn-Schranke derart beeinflusst, dass die Aminosäure Tryptophan leichter ins Gehirn gelangt. Danach hellt sich die Stimmung prompt auf, weil aus mehr Tryptophan mehr Serotonin gebildet werden kann.
Dieser Effekt kommt dadurch zustande, dass die »Konkurrenten« von Tryptophan – nämlich die Aminosäuren Leucin, Valin und Isoleucin, die den gleichen Transportmechanismus an der Blut-Hirn-Schranke benutzen wie Tryptophan – kurzerhand in die Muskulatur gepumpt werden.
Den gleichen Effekt kann man aber auch mit Sport erreichen: Durch die Betätigung möglichst vieler Muskelgruppen verbrauchen diese vermehrt die Aminosäuren Valin, Leucin und Isoleucin, die dann nicht mehr mit dem Tryptophan in Konkurrenz stehen. Das ist einer der Gründe, warum Sport bereits zur Stimmungsaufhellung führt, lange bevor die sogenannten Endorphine gebildet werden, die üblicherweise für die Glücksgefühle beim Sport (»Runner's High«) verantwortlich gemacht werden.

Die Symptome des Reizdarmsyndroms ähneln denen einer Fruktosemalabsorption. RDS-Patienten klagen vor allem über Bauchschmerzen, meist im linken oder rechten Unterbauch, Verstopfung abwechselnd mit Durchfall, Blähungen, Müdigkeit, Sodbrennen und plötzlich einsetzendem Stuhldrang bis hin zur Stuhlinkontinenz. Perioden mit weichen, durchfallartigen Stühlen, welche oft mit Schleim-, jedoch immer ohne Blutauflagerungen auftreten, wechseln sich mit Perioden der Verstopfung ab. Typischerweise sind die Beschwerden beim Reizdarmsyndrom allerdings nicht davon abhängig, welche Nahrungsmittel gegessen wurden. Bei der Fruktosemalabsorption dagegen treten die Beschwerden immer nach dem Verzehr von fruchtzuckerhaltigen Nahrungsmitteln auf.

Bei der endoskopischen Untersuchung werden außer einer erhöhten Schmerzempfindlichkeit meistens keine Auffälligkeiten gefunden. Manchmal findet der Arzt bei der Darmspiegelung eine leichte Rötung der Schleimhaut, Biopsien ergeben jedoch in der Regel keine Veränderungen im Gewebe bei der histologischen Untersuchung. Typisch für das RDS ist eine Verstärkung der Symptome durch psychische Einflüsse wie etwa Stress und Angst.

Das Reizdarmsyndrom gehört zu den am häufigsten gestellten Diagnosen in der gastroenterologischen Sprechstunde: Zwischen sechs und 25 Prozent aller Europäer sollen daran leiden, Frauen häufiger als Männer. Da sich dem Reizdarmsyndrom keine eindeutigen objektiven Befunde zuordnen lassen und die beobachteten Beschwerden auch andere Ursachen haben können (wie beispielsweise Fruktosemalabsorption oder andere Nahrungsmittelunverträglichkeiten), sollten Betroffene auf einer genauen differenzialdiagnostischen Abklärung bestehen, um mögliche andere Erkrankungen auszuschließen.

Die Reizdarmpatienten gerne gegebene Empfehlung, vermehrt Milchzucker, Dörrpflaumen oder frisch gepresste Fruchtsäfte zur Beseitigung der Verstopfung zu sich zu nehmen, kann sich negativ auf den Krankheitsverlauf auswirken, wenn etwa eine Laktoseintoleranz oder eine Fruktosemalabsorption übersehen wurde.

Fruktosemalabsorption führt nicht nur zu vermehrter bakterieller Aktivität im Dickdarm, sondern im fortgeschrittenen Stadium oft auch zu einer Fehlbesiedlung im Dünndarm (siehe SIBOS Seite 18). Offenbar kann das mit einer milden Form einer (chronischen) Darmentzündung einhergehen, die aber bei der Endoskopie nicht als klar erkennbare Entzündung in Erscheinung tritt.

Gleichzeitige Fruktose- und Laktoseintoleranz

Während rund 25 Prozent der Patienten mit Fruktosemalabsorption gleichzeitig eine Laktoseintoleranz haben, kann bei über 80 Prozent der Laktoseintoleranten gleichzeitig eine Fruktosemalabsorption nachgewiesen werden. Nach unseren eigenen Erfahrungen kommt eine isolierte Milchzuckerunverträglichkeit in unseren Breiten nur sehr selten vor. Aufgrund dieser häufigen Kombination von Fruktosemalabsorption und Laktoseintoleranz sollten auf jeden Fall beide Nahrungsmittelunverträglichkeiten abgeklärt werden. Das gilt insbesondere für Personen, deren Vorfahren aus dem Mittelmeerraum stammen; denn dort ist die Laktoseintoleranz sehr häufig zu beobachten. In jedem Fall sollten Sie immer auch einen Laktosetoleranztest durchführen lassen, wenn sich Ihre Beschwerden trotz Einhaltens einer fruktosefreien Diät nicht bessern.

Die Fruktosemalabsorption feststellen

Üblicherweise wird die Diagnose der Fruchtzuckermalabsorption durch einen Atemtest gestellt: Dabei misst man die Konzentration von Wasserstoff (und Methan) im Atem der Testperson, vor und nachdem diese auf nüchternen Magen 25 Gramm Fruchtzucker, aufgelöst in ca. 250 Milliliter Leitungswasser, zu sich genommen hat. Die Messungen erfolgen in mindestens halbstündigen, besser viertelstündigen Abständen während mindestens zwei Stunden. Steigt die Wasserstoffkonzentration im Atem über einen bestimmten Wert an, geht man von einer Fruktosemalabsorption aus.

Wenn man gleichzeitig Wasserstoff und Methan in der Atemluft bestimmt, kann eine Fruktosemalabsorption mit nahezu 100-prozentiger Sicherheit festgestellt werden. Die Tauglichkeit anderer Testmethoden (wie Stuhluntersuchungen, Blutzuckerbestimmungen, kinesiologische Untersuchungen, Bioresonanz etc.) für die Diagnose einer Fruktosemalabsorption ist wissenschaftlich nicht abgesichert, auch die im Internet angebotenen Selbsttests sind nicht für eine verlässliche Diagnose geeignet.

Der H_2-Atemtest

Der H_2-Atemtest gehört mittlerweile in fast allen Kliniken und in sehr vielen gastroenterologischen Praxen zum Angebot, so dass ein Versand von Atemtestproben nicht mehr notwendig ist. Doch leider wird der H_2-Atemtest in vielen Labors nicht immer ganz korrekt durchgeführt. Beispielsweise wird oft an zu wenigen Testpunkten gemessen. Wenn man die Atemgase lediglich zu Beginn (Punkt null) und nach 60 Minuten analysiert, ist die Gefahr groß, eine Fehlbesiedelung im Dünndarm (siehe SIBOS Seite 18) zu übersehen.

Ein weiterer häufiger Fehler ist, dass der Test trotz sehr hoher Nüchternwerte durchgeführt wird; das führt regelmäßig zu falschen Testergebnissen. Auch wird der Test oft zu früh abgebrochen. Vor allem bei Patienten mit Verstopfungsneigung, Völlegefühl oder ganz allgemein mit verlangsamter Transitzeit (Dauer der Passage der Nahrung durch den Darm) kommt es häufig erst nach 150 Minuten zu einem H_2-Anstieg. Zu diesem Zeitpunkt haben die Patienten das untersuchende Labor aber nicht selten bereits verlassen; die Folge sind falsch-negative Ergebnisse. Schließlich wird oft vergessen, die Beschwerden zu dokumentieren, die während des Tests aufgetreten sind (Blähungen, Müdigkeit, gurgelnde Darmgeräusche, Stuhlgang, Schwindel etc.). Wenn der Patient zu den sogenannten Non-H_2-Producern gehört, erhält er anschließend häufig einen falschen Befund.

Die korrekte Durchführung und die richtige Interpretation von H_2-Atemtesten erfordern

---

WISSEN

Was sind Non-H_2-Producer?

Bei manchen Menschen regt die Fruktoselösung nicht nur das Wachstum von Wasserstoff produzierenden Bakterien an, sondern auch das von Wasserstoff verbrauchenden (zum Beispiel Methan produzierende Bakterien). Im Extremfall ist der »Verbrauch« von Wasserstoff (chemisches Zeichen H_2) so hoch, dass er im H_2-Atemtest nicht mehr nachgewiesen werden kann (siehe auch Abb. auf S. 56).

viel Erfahrung und sollten deshalb in dafür spezialisierten Zentren durchgeführt werden, sofern das möglich ist.

PS: Die Behauptung, man dürfe vor einem H_2-Atemtest die Zähne nicht putzen, ist falsch (auch wenn Zahnpasta Sorbit enthält)!

Welche Nahrungsmittel sollte man meiden?

Die wichtigste Maßnahme ist die Verringerung des mit der Nahrung aufgenommenen Fruchtzuckers. Dazu zählt neben der Einschränkung des Konsums von Obst, Fruchtsäften, Honig, Marmeladen, industriell gefertigten Backwaren, vorgefertigten Müslimischungen und diversen »Süßigkeiten« insbesondere der absolute Verzicht auf »Diät- und Diabetikerprodukte«.

Selbst die bekannte Empfehlung, einen Apfel pro Tag zu verzehren (»an apple a day keeps the doctor away«), sollte von Patienten mit Fruktosemalabsorption nicht befolgt werden.

Sorbit: so schlecht wie Fruktose

Neben Fruchtzucker muss aber auch die Zufuhr von Sorbit absolut vermieden werden, da Sorbit die GLUT-5-Transporter blockiert, mit denen Fruktose aus dem Darm aufgenommen wird, und so die Fruktosemalabsorption noch verschlechtert. Außerdem wird Sorbit teilweise in Fruchtzucker umgewandelt, sodass hier eine besonders ungünstige Situation entsteht.

Dieser Effekt ist eigentlich schon seit Jahren bekannt, wird aber von den Herstellern vollkommen unterschätzt. Auf den Verpackungen der entsprechenden Produkte steht dann lediglich in kleiner, oft kaum lesbarer Schrift: »Der Verzehr von großen Mengen kann zu Durchfall führen.« Wenn Sie eine Fruchtzuckerintoleranz haben und so etwas lesen, müssen Sie das betreffende Produkt vollständig vermeiden.

Haushaltszucker ist erlaubt

Auf Haushaltszucker (Saccharose) braucht man dagegen nicht zu verzichten, da der darin enthaltene Traubenzuckeranteil die Aufnahme von Fruktose erleichtert. Im Prinzip könnte fruchtzuckerhaltiges Obst durch den gleichzeitigen Verzehr von Traubenzucker verträglicher gemacht werden. Wir raten in letzter Zeit jedoch davon ab, da damit sehr oft eine Fehlbesiedlung des Dünndarms provoziert wird – vor allem dann, wenn auf diese Weise große Mengen Fruchtzucker verträglich gemacht werden sollen.

Auf jeden Fall meiden

Diese Lebensmittel sollten Sie auf jeden Fall meiden:
- Obst
- Fruchtsäfte
- Marmeladen und Honig
- industriell gefertigte Backwaren (Torten, Kuchen, Muffins, alle weichen Keksarten, alle besonders süß schmeckenden Nahrungsmittel etc.)
- Diabetikerprodukte (absolutes Verbot, da es sich hier sehr häufig um Sorbit- oder Fruchtzucker-»Bomben« handelt)
- alle »Light«-Produkte, alle süß schmeckenden »Diätprodukte«, alle Süßigkeiten, die als »kalorienarm« deklariert sind
- alle sorbithaltigen Produkte
- alle Fertigmüslis (diese enthalten fast immer Sorbit, Fruchtzucker oder andere Süßungsmittel, die schlecht vertragen werden)

73

- Produkte, die mit »Natursüße« oder »Fruchtsüße« werben
- Nahrungsmittel, auf deren Verpackung »Invertzucker«, »Fructose-Glukosesirup« oder »FOS« steht
- Nahrungsmittel, die Fructooligosaccharide (Verbascose, Stachyose, Raffinose) enthalten. Dazu gehören Kohlgemüse, Krautgemüse, Lauchgemüse (Zwiebel, Knoblauch, Schnittlauch, Bärlauch, Porree etc.) und Bohnen.
- Nahrungsmittel, die Inulin enthalten. Dazu gehören Schwarzwurzeln, Spargel, Pastinaken, Chicorée, Topinambur und Artischocken sowie bei den industriell gefertigten Nahrungsmitteln fast alle Müslis und zahlreiche Molkereiprodukte.

Meiden Sie nach Möglichkeit außerdem auch:

- alle Nahrungsmittel, die »resistente« Stärke oder »modifizierte« Stärke enthalten. Selbst wenn hier meist kein Fruchtzucker enthalten ist, werden diese Nahrungsmittelbestandteile von Patienten mit Fruktosemalabsorption fast nie vertragen.

PRAXIS

Bitte von Zeit zu Zeit »sündigen«!

Essen Sie zu Hause fruktosearm, und wenn Sie eingeladen sind oder auswärts in ein Restaurant gehen, essen Sie das, was auf den Tisch kommt. Auf diese Weise kommen Sie in etwa auf die richtige Anzahl von Fehlern. (Das gilt natürlich nicht, wenn Sie täglich in der Kantine essen.)
Bei zu häufigen Fehlern besteht jedoch die Gefahr, dass Sie mit Ihrer Diät wieder von vorne beginnen müssen, ernsthafte Schäden sind aber nicht zu erwarten. Die Blähungen und der Durchfall können aber bei zu häufigen Fehlern hartnäckig und lästig werden.

- Nahrungsmittel, die Alginate, Carrageen, Johannisbrotmehl (E410, Carubin), Guarkernmehl oder sonstige Pflanzengummis enthalten. Sie alle werden von Patienten mit Fruktosemalabsorption schlecht vertragen. Man erkennt die Produkte vor allem daran, dass sie besonders cremig sind.

Nicht völlig auf Fruktose verzichten!

Wir sind davon abgegangen, eine völlig fruktosefreie Diät zu empfehlen. Lediglich am Anfang der Therapie kann dies sinnvoll sein, um die Bakterien, die vom Fruchtzucker leben, »auszuhungern«. Nach einigen Monaten können Sie jedoch versuchen, wieder kleine Mengen Fruchtzucker zuzuführen. Sie dürfen, ja sollen sogar hin und wieder »Diätfehler« machen. Wenn Sie das nicht tun, reagieren Sie nach einiger Zeit womöglich noch empfindlicher auf versteckte Fruchtzuckerquellen.

Ursache dieses Phänomens ist vermutlich, dass die Fruktosetransportsysteme (GLUT-5) auch den verbliebenen Rest ihrer Funktion einstellen, wenn mit der Nahrung gar keine Fruktose mehr geliefert wird. Enthält die Nahrung jedoch immer wieder kleine Mengen Fruktose, dann kann das System »in Gang gehalten werden«, was zu einer gewissen Toleranz gegenüber diesem Zucker führt. »Diätfehler« sollten jedoch nicht öfter als ein- bis zweimal pro Monat vorkommen.

5 am Tag, nein danke!

Der vom »5 am Tag«-Verein und von der Deutschen Gesellschaft für Ernährung propagierte Verzehr von fünf Portionen Obst und Gemüse pro Tag ist für Menschen mit Fruchtzuckerunverträglichkeit absolut fehl am Platz. Leider wurde und wird dieser unsinnige Ratschlag von vielen Ernährungswissenschaftlern und Diätologinnen unkritisch übernommen. Klinische Studien, die diese Empfehlungen rechtfertigen könnten, gibt es allerdings kaum.

Das Problem scheint mir vor allem darin zu liegen, dass Ernährungswissenschaftler zwar eine theoretische Ausbildung zu Ernährung und Nahrungsinhaltsstoffen erhalten, aber nie sehen, welche Folgen ihre theoretischen

Überlegungen in der Praxis haben; schließlich dürfen sie keine kranken Menschen behandeln. Außerdem holen die Lebensmittelindustrie und die Fachgesellschaften so gut wie nie den Rat von klinisch tätigen Ärzten ein, sondern bestenfalls den von nichtklinisch tätigen Medizinern, die ebenfalls keine Patienten sehen, sondern sich ihr Wissen vorwiegend im Labor angeeignet haben.

Beschwerden trotz Diät?

Wenn Ihre Beschwerden bestehen bleiben, obwohl Sie Fruktose weitgehend meiden, sollten weitere Resorptionsstörungen (mittels Atemtest) ausgeschlossen und gegebenenfalls diätetisch behandelt werden. Die häufigste Ursache ist, dass »versteckte« Fruktosequellen übersehen werden (siehe Tabelle).

Versteckte Fruktosequellen

Vor allem Mehrfachzucker (Oligosaccharide), die grundsätzlich nicht resorbiert werden können, verschlimmern fast immer die Beschwerden von Patienten mit Fruktosemalabsorption. Deshalb sollten Sie Ihren Einkaufzettel noch einmal überprüfen und ggf. Nahrungsmittel streichen, die Stachyose, Verbascose, Raffinose und Fructooligosaccharide (Abkürzung »FOS«) enthalten (Kohl, Kraut, Lauch, Bohnen u. a.). Auch Inulin wird gern als Ursache für ein Nichtansprechen der Diät übersehen. Und da es heute kaum mehr fertig abgepackte Müslis gibt, die kein Inulin oder (Oligo)Fruktose oder Sorbit enthalten, sollten Sie vorsichtshalber lieber auf das »gesunde« Frühstücksmüsli verzichten.

Während *Spargel, Chicorée, Artischocken, Pastinaken* und *Schwarzwurzeln* meistens als

Inulinquellen erkannt werden, wird dies bei Molkereiprodukten (vor allem aus großtechnischer Produktion) fast regelmäßig übersehen. Milchprodukte können durch Inulin fettärmer hergestellt werden, ohne dass das Gefühl der Cremigkeit verloren geht. Aber auch alle anderen Verdickungsmittel, die Produkte cremiger machen, werden von Patienten mit Fruktosemalabsorption meist nicht vertragen.

Problematische Verdickungsmittel

Die Lebensmittelindustrie glaubt offenbar, ohne Verdickungsmittel nicht mehr auskommen zu können. Mit der Begründung »der Konsument will das so« werden wertvolle Nahrungsmittelbestandteile durch minderwertige und billige »Füllmittel« ersetzt. Der Konsument schätzt das tatsächlich, verleihen Verdickungsmittel den Produkten doch eine cremige Konsistenz. Außerdem binden Verdickungsmittel Wasser und verhindern so, dass sich zum Beispiel in einem Frischkäse Flüssigkeit von der Käsemasse absetzt. Allerdings wird auf diese Weise eine Menge eigentlich nicht notwendige Chemie in die Nahrungsmittel »hineingemogelt«, was außerdem dazu führt, dass ein großer Teil der Bevölkerung

75

Verdauungsbeschwerden bekommt. Da die Verdickungsmittel mittlerweile so weit verbreitet sind, ist es für den Konsumenten fast nicht mehr möglich, ihnen aus dem Weg zu gehen.

Als Selbsttest können Sie versuchen, ein Cremeeis zu essen. Wenn Sie darauf Bauchschmerzen, Blähungen oder Durchfall bekommen, ist die Wahrscheinlichkeit relativ hoch, dass Sie Verdickungsmittel nicht vertragen. Ich spreche bewusst nicht davon, »an einer Unverträglichkeit zu leiden«, da sonst die Hersteller sagen können: »Wir können ja nichts dafür, wenn jemand an einer Unverträglichkeit leidet.« Die Unverträglichkeit von Verdickungsmitteln ist eigentlich der »Normalzustand«, weil fast alle davon betroffen sind. Dies wird aber erst in letzter Zeit zum klinisch relevanten Problem, weil so viele Hersteller ihre Nahrungsmittel mit Verdickungsmitteln anreichern. Ballaststoffe sind vor allem in Kombination mit Zucker (oder Zuckeralkoholen wie Sorbit) besonders schlecht verträglich. Im Cremeeis ist beides vorhanden.

Versuchen Sie daher, alle Nahrungsmittel zu vermeiden, die *Carragen, Johannisbrotmehl, Guarkernmehl* und *Alginate* enthalten. Eine Übersicht der zugelassenen (und bei bekannter Fruktoseintoleranz nach Möglichkeit zu meidenden) Verdickungsmittel finden Sie in folgender Übersicht:

- Acetylierte Stärke E 1420
- Acetyliertes Distärkeadipat E 1422
- Acetyliertes Distärkephosphat E 1414
- Agar-Agar E 406
- Alginsäure E 400
- Amidiertes Pektin E 440ii
- Ammoniumalginat E 403
- Calciumalginat E 404
- Carboxymethylcellulose E 466
- Carrageen E 407
- Cellulose E 460
- Distärkephosphat E 1412
- Gellan E 418
- Guarkernmehl E 412
- Gummi arabicum E 414
- Hydroxypropylcellulose E 463
- Hydroxypropyldistärkephosphat E 1442
- Hydroxypropylmethylcellulose E 464
- Hydroxypropylstärke E 1440
- Johannisbrotkernmehl E 410
- Kaliumalginat E 402
- Karaya E 416
- Methylcellulose E 461
- Methylethylcellulose E 465
- Monostärkephosphat E 1410
- Natriumalginat E 401
- Oxidierte Stärke E 1404
- Pektin E 440
- Phosphatiertes Distärkephosphat E 1413
- Propylenglycolalginat E 405
- Stärkenatriumoctenylsuccinat E 1450
- Tarakernmehl E 417
- Traganth E 413
- Xanthan E 415

Allgemeine Kohlenhydratmaldigestion

Unter Kohlenhydratmaldigestion versteht man die Unfähigkeit, Kohlenhydrate in die einzelnen Zuckerbausteine aufzuspalten. Dies könnte ebenfalls ein Grund für das Nichtansprechen einer diätetischen Therapie bei Fruktosemalabsorption sein. Heutzutage werden immer mehr Nahrungsmittel mit sogenannter resistenter Stärke oder modifizierter Stärke versetzt. Modifizierte Stärke kann von den meisten Menschen nicht sehr gut in ihre Bestandteile zerlegt werden, wodurch ein ähnlicher Zustand eintritt wie bei der Fruktosemalabsorption. Deshalb sollten Sie alle Nahrungsmittel, bei denen diese Begriffe auf dem Etikett zu finden sind, zumindest in der Anfangsphase der Therapie (besser aber dauerhaft) vermeiden.

Für modifizierte und resistente Stärken gilt das Gleiche wie für Verdickungsmittel. Sie sind für den Menschen völlig überflüssig und dienen nur dazu, Nahrungsmittel billiger herzustellen. Bis zu einem gewissen Grad kann der menschliche Stoffwechsel mit diesen Stoffen umgehen. Wenn aber fast alle Produkte modifizierte Stärke enthalten, dann wird es problematisch. Die Lebensmittelindustrie erklärt immer, dass solche Stärken auch in der Natur vorkommen. – Das mag stimmen, aber sie waren nie in solchen Mengen in der täglichen Nahrung enthalten wie heute.

Welche Rolle spielen Umweltfaktoren?

Umweltfaktoren, Stimmung, Stress, Depressionen, Menstruationszyklus und andere Situationen, die mit sogenannten anticholinergen Stimuli einhergehen, können einen Einfluss auf die Verträglichkeit von Kohlenhydraten haben. Anticholinerge Stimuli vermindern die Speichelbildung und schränken auch die

Funktion der Bauchspeicheldrüse ein. Dies führt dazu, dass Kohlenhydrate schlechter verdaut werden und damit als Nahrung für die Bakterien im Darm dienen, wodurch eine Fehlbesiedelung begünstigt und die für die Fruktosemalabsorption typischen Symptome noch weiter verschlechtert werden können. Stress verschlechtert also auch die Verdauungsleistung.

Wann sind Antibiotika nötig?

Antibiotika können in besonders hartnäckigen Fällen sinnvoll sein, da die Symptome bei Fruchtzuckermalabsorption von der bakteriellen Besiedlung des Darms abhängen. Manche Antibiotika können aber die Beschwerden einer Fruktosemalabsorption auch verschlechtern. Eine antibiotische Therapie bei Patienten mit Fruktosemalabsorption gehört deshalb in die Hand eines erfahrenen Arztes. Antibiotika aus der Gruppe der Penicilline und Cephalosporine führen tendenziell zu

WISSEN

Leistungsbremse Kantine

Liebe Firmenchefs, wenn Sie Ihre Mitarbeiter unter Druck setzen, diesen Druck durch elektronische Kontrollmedien erhöhen, für schlechte Stimmung in Ihrem Betrieb sorgen, kleine »unerlaubte« Verschnaufpausen abschaffen und in der Kantine Billigessen anbieten, dürfen Sie sich nicht wundern, dass die Arbeitseffizienz sinkt. Die Hälfte der Arbeitszeit (nämlich nach dem Mittagessen) wird ziemlich unproduktiv werden! Einfach deshalb, weil eine Mahlzeit unter Stress nicht verdaut werden kann, sondern »vergoren« wird. Die Menschen werden müde, ihre Hirn- und Muskelleistung nimmt ab, und sie leisten dementsprechend weniger.

Sorgen Sie für Wohlbefinden in Ihrem Unternehmen und Sie werden sehen, dass plötzlich alles viel einfacher (und noch dazu kostengünstiger) funktioniert. Lassen Sie in Ihrer Kantine aber bitte keine »gesunden Vollkorntage« ausrichten (der Schuss könnten nach hinten losgehen), sondern sorgen Sie dafür, dass das Essen immer frisch zubereitet ist (ideal wäre eine Zeit von weniger als einer Stunde zwischen Herstellung und Verzehr der Mahlzeit), und sorgen Sie dafür, dass Ihre Mitarbeiter genug Zeit und Ruhe haben, ihre Mahlzeit einzunehmen. Ärger und unnötige Kontrollmechanismen im Betrieb sind gleichbedeutend mit Leistungsabfall!

einer Verschlechterung der Verdauungssituation, während andere Antibiotika – die individuell vom Arzt auszusuchen sind – oft eine Verbesserung herbeiführen können.

Es ist jedoch immer zu bedenken, dass eine Fruktosemalabsorption auch Symptom einer anderen Darmerkrankung sein kann. Bei ausbleibender Besserung sollte daher immer eine umfassende Untersuchung des Magen-Darm-Trakts durch einen Gastroenterologen erfolgen.

Ist Enzymersatztherapie sinnvoll?

In letzter Zeit kamen Enzyme als Nahrungsergänzungsmittel auf den Markt, die Fruktose im Dünndarm zu Glukose umwandeln sollen. Geworben wir damit, dass durch deren Einnahme »beim Verzehr von Fruktose oder Saccharose keine oder weniger Beschwerden« entstehen sollen. Gemäß Herstellerangaben haben diese Nahrungsergänzungsmittel »auf Zuckeralkohole wie Sorbit und auf Ballaststoffe wie z.B. Inulin und FOS, die bei Fruktosemalabsorption ebenfalls in der Regel Beschwerden bereiten, keine Auswirkung«. Die Wirkung soll etwa 20 Minuten anhalten, bei sehr fetthaltigen Mahlzeiten etwas länger.

Wenn Sie also 30 Minuten nach der Einnahme des Enzympräprarats eine fruktosehaltige Speise, etwa eine Handvoll Trauben, essen wollten, müssten Sie erneut eine oder mehrere Kapseln schlucken! Und der Hersteller sagt selbst, dass das Mittel bei Fruktooligosacchariden sowie bei Inulin und Sorbit unwirksam ist. Das heißt, es deckt nur einen winzigen Teil der problematischen Nahrungsmittelbestandteile bei Fruktoseunverträglichkeit ab.

Das Enzym Xylose-Isomerase katalysiert eigentlich die Umwandlung von Holzzucker (Xylose), der unter anderem in Pilzen vorkommt, in Xylulose oder Fruktose. Es kann aber auch Fruchtzucker in Traubenzucker umwandeln – und umgekehrt! Ob Fruchtzucker »entfernt« oder Fruchtzucker »gebildet« wird, hängt davon ab, was gerade an »Substrat« vorhanden ist, also davon, was sich im Essen befindet. Sorbit – das fast immer gleichzeitig mit Fruktose im Nahrungsmittel vorkommt – hemmt dieses Enzym und macht es unwirksam. Ebenso wird das Enzym durch den sauren pH-Wert im Magensaft inaktiviert.

Sollte es dennoch unbeschadet im Dünndarm ankommen (zum Beispiel weil die Magensäurebildung durch Säureblocker gehemmt ist) und Fruktose in Glukose umwandeln, so besteht dann die Gefahr, dass sich bei häufigem Gebrauch dort bevorzugt Bakterien ansiedeln, die Glukose verstoffwechseln. Auf lange Sicht könnte sich also zur Fruchtzuckerintoleranz noch eine Fehlbesiedelung mit glukoseliebenden Bakterien gesellen. Am Ende verträgt der oder die Betroffene schließlich gar nichts mehr, weil bei einer solchen Fehlbesiedelung so gut wie alle Kohlenhydrate zu Verdauungsbeschwerden führen.

»Risiken und Nebenwirkungen«?

Ein weiteres potenzielles Risiko, das bisher nicht untersucht wurde, ist die Gefahr der Umwandlung von Zucker in Alkohol. Das Enyzm Xylose-Isomerase wird in der Biotechnologie anscheinend zur Alkoholproduktion eingesetzt, weil dieses Enzym besonders viel und rasch Zucker zu Alkohol umsetzt. Es ist daher gut möglich, dass dasselbe auch im Darm passiert; damit würde die Gefahr für Leberschäden steigen.

Dies ist ein weiteres Beispiel für das Versagen von Lebensmittelkontrolle und Verbraucherschutz. Jeder kann ein Nahrungsergänzungsmittel herstellen und auf den Markt bringen, auch wenn er kein Arzt oder Pharmazeut ist und im Prinzip gar nicht wissen kann, welche Probleme er mit seinem Produkt schafft. Enyzme werden vom Gesetzgeber generell als »sicher« eingestuft, obwohl es keine doppelt verblindeten und mit Placebo kontrollierten Studien gibt, die von firmenunabhängigen Institutionen durchgeführt wurden.

Aus meiner Sicht sind die Behörden bei der Zulassung von Nahrungsergänzungsmitteln viel zu herstellerfreundlich und vernachlässigen den Gesundheitsschutz der Bevölkerung. Insbesondere die Gefahr durch Enzyme wird unterschätzt. Die Beamten in den zulassenden Behörden sind offenbar immer noch der Meinung, dass alle Enzyme durch die Verdauung zerstört werden und daher nicht gefährlich sein können. Allein der gesunde Menschenverstand sagt einem, dass in diesem

Fall auch die von den Herstellern behauptete Enzymwirkung nicht vorhanden sein kann – dann aber wäre der Verkauf von Enzymen zu diesem Zweck Betrug.

Tatsache ist, dass manche Enzyme ausgesprochen säurestabil sind: Sie können also die Wirkung der Magensäure »überleben« – und sind dann umso gefährlicher. Außerdem werden sie von sogenannten M-Zellen im Darm als »Ganzes« in den Körper aufgenommen.

Grob gesagt bedeutet das: Enyzme in der Nahrung sind entweder unwirksam oder gefährlich. Es gibt Krankheiten, bei denen eine Therapie mit Enzymen notwendig und sinnvoll sein kann, die Entscheidung darüber gehört aber in die Hand des Arztes und nicht in die Hand des Herstellers oder Verkäufers von Nahrungsergänzungsmitteln.

Kombinierte Fruktose- und Sorbitunverträglichkeit

Die Sorbitintoleranz und die intestinale Fruktoseintoleranz hängen eng zusammen. Einerseits hemmt Sorbit die Aufnahme von Fruktose (Fruchtzucker) im Darm, andererseits kann Sorbit im Körper in Fruchtzucker umgewandelt werden, und schließlich kommen Fruchtzucker und Sorbit in der Natur sehr häufig zusammen vor.

Wenn Sorbit allein nicht resorbiert werden kann, spricht man von einer isolierten Sorbitmalabsorption (wenn keine Beschwerden auftreten) bzw. von einer isolierten Sorbitintoleranz (wenn während des Sorbitbelastungstests Beschwerden aufgetreten sind). Die Diagnose erfolgt durch einen H_2-Atemtest, wobei die Belastung in der Regel aus 12,5 Gramm Sorbit gelöst in 250 Milliliter Wasser besteht.

Viel häufiger ist jedoch die kombinierte Fruktose- und Sorbitunverträglichkeit. Das heißt, Fruchtzucker und Sorbit werden jeweils allein vertragen; nimmt man sie jedoch in Kombination zu sich (wie das zum Beispiel bei Dörrobst der Fall ist), kann es zu Beschwerden kommen. In diesem Fall spricht man von einer sorbitabhängigen Fruktosemalabsorption oder einer sorbitabhängigen intestinalen Fruktoseintoleranz (wenn Beschwerden während des Belastungstests aufgetreten sind). Die Diagnose erfolgt ebenfalls mit einem H_2-Atemtest; in diesem Fall wird meist mit einer Mischung aus 12,5 Gramm Sorbit und 12,5 Gramm Fruktose in 250 Milliliter Wasser belastet.

Welche Beschwerden treten auf?

Personen mit Sorbitintoleranz bzw. sorbitabhängiger intestinaler Fruktoseintoleranz leiden unter den gleichen Beschwerden wie Menschen mit intestinaler Fruktoseintoleranz: Blähungen, Durchfälle, Aufstoßen, Bauchschmerzen, Übelkeit und Fettstühle. Daneben besteht die Gefahr, dass es bei den Betroffenen zu bakteriellen Fehlbesiedelungen im Dünndarm kommt.

Industriell gefertigte Lebensmittel

Sorbit (E 420) zählt zu den Zuckeralkoholen und wird in der Lebensmittelindustrie als Zuckeraustauschstoff eingesetzt. Auch andere Zuckeralkohole, wie Xylit, Lactit oder Maltit, werden immer häufiger in der Lebensmittelverarbeitung verwendet. Die von ihnen verursachten Unverträglichkeitsreaktionen sind noch schlecht untersucht, dürften aber im Großen und Ganzen denen der Sorbitintoleranz entsprechen.

Da Sorbit die Eigenschaft hat, Wasser anzuziehen, wird es sehr gerne in Backwaren als Feuchthaltemittel verwendet (Muffins, verpackte Kuchen und Ähnliches). Wenn Sie also eine Backware offen liegen lassen und diese nach ein bis zwei Tagen noch nicht »altbacken« ist, können Sie davon ausgehen, dass das Produkt größere Mengen Fruchtzucker, Sorbit oder einen anderen Zuckeralkohol enthält. Darüber hinaus findet man Sorbit beispielsweise auch in Senf, Mayonnaisen, Toastbrot, Biskuit, Schokoladen- und Pralinenfüllungen sowie in süß-sauer eingelegten Gurken und Ähnlichem.

Bei industriell gefertigten Nahrungsmitteln ist Sorbit vor allem in Diabetikerprodukten und vielen sogenannten »zuckerfreien« Light-Produkten enthalten. Darüber hinaus werden Müslimischungen immer häufiger mit Sorbit gesüßt, weil der Hersteller dann »zuckerfrei« auf die Packung schreiben kann. Diese Entwicklung ist höchst bedenklich, da schätzungsweise 80 Prozent der westlichen Bevölkerung Sorbit nicht resorbieren können und die Mehrzahl der Menschen, die solche Produkte essen, Beschwerden entwickeln. Vermutlich ist das den Lebensmittelherstellern durchaus bewusst, sieht man doch auf sehr vielen Verpackungen von Süßwaren die Aufschrift »kann bei häufigem Verzehr abführend wirken«.

Besonders problematisch sind Kaugummis, die fast alle mit einem Zuckeralkohol und nicht mehr mit Zucker gesüßt werden. Isst man solche sorbithaltigen Kaugummis nach einer Mahlzeit, die viel Fruchtzucker enthalten hat, kann schon die Sorbitmenge von nur einem oder zwei Kaugummis bei manchen Personen die Resorption des zuvor mit der Mahlzeit gegessenen Fruchtzuckers hemmen. Wenn Sie an einer sorbitabhängigen Fruchtzucker-Resorptionsstörung leiden, wundern Sie sich dann, dass Sie die gleichen Nahrungsmittel einmal vertragen (nämlich wenn Sie danach keinen Kaugummi kauen) und einmal nicht (nämlich wenn Sie danach einen Kaugummi kauen).

Bedenkt man, dass solche Resorptionsstörungen zu bakteriellen Fehlbesiedelungen im Dünndarm und damit auch zu schlechtem Mundgeruch führen können und dass eben dieser schlechte Mundgeruch von vielen Personen zum Anlass genommen wird, häufig Kaugummi zu kauen, kann sich hier ein Teufelskreis entwickeln: schlechter Mundgeruch => häufiger Kaugummiverzehr => Resorptionsstörung => Fehlbesiedelung => schlechter Mundgeruch => noch mehr Kaugummiverzehr. Fazit: Wenn Sie an Mundgeruch leiden, verzichten Sie doch einmal für mindestens 4 Wochen auf Kaugummis – das könnte die Lösung Ihres Problems sein.

Sorbit in Früchten

Natürlicherweise kommt Sorbit hauptsächlich in Früchten (Steinobst wie Aprikosen oder Pflaumen und Kernobst wie Äpfel oder Birnen) und konzentriert in Dörrobst vor. Manche Menschen mit Sorbitunverträglichkeit entwickeln schon instinktiv eine Abneigung gegen diese Nahrungsmittel. Das Vorkommen von Sorbit in Zahnpasta dagegen hat keine relevante Wirkung auf den Darm, sofern diese nicht verschluckt wird. Neuerdings geben manche Zahnärzte den unsinnigen Rat, den Mund nach dem Zähneputzen nicht auszuspülen, damit die Kontaktzeit des Fluors aus der Zahnpasta mit den Zähnen verlängert wird. Dadurch werden die Zahnpastareste zwangsläufig verschluckt. Solchen Ratschlägen sollte man besser nicht folgen!

Nachdem der Fruchtzucker- bzw. Sorbitgehalt von Früchten stark variiert und sehr von Erntezeit, Lagerung, Nachbehandlung oder Konservierung bzw. Weiterverarbeitung abhängt, bin ich alles andere als ein Freund von Lebensmitteltabellen. Doch die Patienten verlangen immer danach, weshalb auch hier einige Tabellen abgedruckt sind. Diese sollten aber lediglich Anhaltspunkte liefern, um ein »Gefühl« dafür zu entwickeln, welche Nahrungsmittel mehr und welche Nahrungsmittel weniger von einer gewissen Substanz enthalten.

Die Unterschiede aufgrund von Züchtung oder Herstellungsprozess sind aber so groß geworden, dass die Angaben im Einzelfall um den Faktor 10 (manchmal sogar um den Faktor 100 oder noch mehr) abweichen können. Verlassen Sie sich deshalb lieber auf Ihre eigene Wahrnehmung als auf Tabellen: Wenn Backwaren nicht trocken werden, enthalten sie mit großer Wahrscheinlichkeit Sorbit und/oder Fruktose, und wenn etwas »quietschsüß« schmeckt, muss Fruktose enthalten sein, weil nur Fruchtzucker eine derart hohe Süßkraft hat.

Übersicht über den Sorbitgehalt einiger Lebensmittel

Lebensmittel	Sorbitgehalt in g/100 g
Diabetikerzucker	99,0
Diabetikersüßigkeiten	90,0
Diabetikerbrotaufstriche	27,3
Getrocknete Birne	10,5
Marmelade mit Fruchtzucker aus Zitrusfrüchten	9,2
Konfitüre mit Fruchtzucker aus Steinobst	9,1
Konfitüre/Marmelade mit Fruchtzucker für Diabetiker	9,1
Konfitüre mit Fruchtzucker aus Beerenobst	9,0
getrocknete Pflaumen	7,8
Pflaumenmus	6,0
getrockneter Pfirsich	5,4
Konfitüre mit Zuckeraustauschstoff und Süßstoff aus Beerenobst	5,3
getrocknete Aprikosen	4,7
Apfel, geschält, getrocknet	3,2
Apfel, getrocknet	2,8
frische Birne	2,2
Birnenfruchtsaft	2,0
getrocknete Obstmischung	1,8
Dörrpflaumenkompott, Birnenkompott	1,5
frische Pflaumen	1,4
Pflaumenfruchtsaft	1,3
Birne, Konserve	1,2
Pflaumenkompott	1,0
frische Pfirsiche und Steinobst, getrocknete Weintrauben	0,9

Laktoseintoleranz

Laktose oder Milchzucker ist ein Zweifachzucker, der aus einem Molekül Glukose und einem Molekül Galaktose besteht. In der Nahrung kommt Laktose natürlicherweise vor allem in Milch und Milchprodukten vor.

Heute ist Laktose aber auch in sehr vielen anderen Produkten zu finden, da die Lebensmittelindustrie immer häufiger Milchzucker verwendet, z.B. als Trägerstoff für Aromen und Geschmacksverstärker. Das ist der Grund, warum die Unverträglichkeitsreaktionen durchaus nicht auf Milch und Milchprodukte beschränkt sind. Immer wenn Sie auf den Etiketten Angaben wie »(Mager-)Milchpulver«, »Molke«, »Milchzucker«, »Laktose« oder »Hergestellt aus Milch« finden, ist in einem Produkt mit Milchzucker zu rechnen.

Wie kommt es dazu?

Damit Laktose aus dem Darm aufgenommen werden kann, muss der Doppelzucker zunächst in seine Bestandteile Glukose und Galaktose zerlegt werden. Das ist die Aufgabe des Enzyms Laktase, das sich in den Darmzotten des Dünndarms befindet. Das Krankheitsbild der Laktoseintoleranz kommt durch einen Mangel an diesem Enzym zustande.

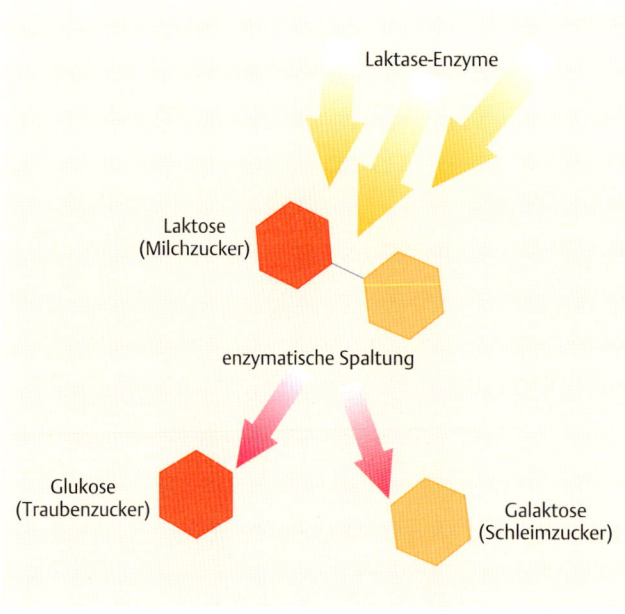

Laktase-Enzyme

Laktose (Milchzucker)

enzymatische Spaltung

Glukose (Traubenzucker)

Galaktose (Schleimzucker)

◀ Das Enzym Laktase spaltet Laktose in Glukose und Galaktose.

Ist der Enzymmangel angeboren, spricht man von *primärer* Laktoseintoleranz. Ist er Folge einer Schädigung der Dünndarmschleimhaut durch eine Krankheit, handelt es sich um eine *sekundäre* Laktoseintoleranz.

Der endemisch, das heißt nur in bestimmten Regionen oder Bevölkerungsgruppen vorkommende primäre Laktasemangel stellt weltweit die häufigste Form der Laktoseintoleranz dar. Rund drei Viertel der Weltbevölkerung verlieren – so wie auch die meisten Säugetiere – nach dem Abstillen die Fähigkeit, Laktose aufzuspalten. In den meisten Fällen von endemischer Laktoseintoleranz verschwindet die Enzymaktivität aber nicht plötzlich, sondern allmählich, meistens innerhalb der ersten fünf Lebensjahre. Die Laktaseaktivität geht in der Regel jedoch nicht vollständig verloren, und die Aktivität des Enzyms lässt sich in gewissem Umfang (wieder) anregen (induzieren), wenn man über längere Zeit laktosehaltige Produkte verzehrt.

Formen der primären (angeborenen) Laktoseintoleranz

- endemischer (ethnisch bedingter) Laktasemangel (häufig)
- entwicklungsbedingter Laktasemangel bei Frühgeborenen (selten, Reifungsproblem)
- kongenitaler Laktasemangel (Erbkrankheit, extrem selten)

Formen der sekundären (erworbenen) Laktoseintoleranz

- bakterielle Fehlbesiedelung des Dünndarms
- Schädigung der Dünndarmschleimhaut (Mucosaschädigung) durch:
  1. glutensensitive Enteropathie (Zöliakie)
  2. chronisch entzündliche Darmerkrankungen (Morbus Crohn)
- Dünndarmentzündung (Enteritis) durch:
  1. Medikamente (z. B. nichtsteroidale Antirheumatika, Polychemotherapie)
  2. Strahlen (Bestrahlung im Rahmen einer Tumortherapie)
  3. Infektionskrankheiten (z. B. durch enteropathogene E. coli oder andere Erreger wie HIV, Giardia lamblia, Cryptosporidium oder Mikrosporidien)
- zu geringe Kontaktzeit (z. B. bei beschleunigter Darmpassage, bei verkürztem Darm [Kurzdarmsyndrom], nach Entfernung des Magens [Gastrektomie])

Typische Beschwerden

Fehlt das Enzym Laktase, kann Laktose nicht mehr in seine Bestandteile Galaktose und Glukose aufgespalten werden. Die Laktosemoleküle gelangen in tiefere Darmabschnitte, wo sie von Darmbakterien vergoren werden. Dabei entstehten vor allem Wasserstoff (der keine Beschwerden verursacht), Kohlendioxid und kurzkettige Fettsäuren (Seite 14). Die Fettsäuren werden von den Darmbakterien weiter in Alkohole und Aldehyde umgewandelt.

Blähungen. Kohlendioxid führt vor allem dann zu Beschwerden, wenn es in großen Mengen entsteht. Die Menge hängt von der aufgenommenen Laktosemenge ab sowie davon, ob noch andere Resorptionsstörungen (zum Beispiel Fruktosemalabsorption) vorliegen. Unter Umständen werden nach einer Mahlzeit mehrere Liter Kohlendioxid gebildet. Blähungen, die im unteren Teil des Dickdarms entstehen, können relativ leicht abgelassen werden (Flatulenz). In der Regel sind sie nicht schmerzhaft.

Bauchschmerzen. Gasbildung im Dünndarm dagegen (Meteorismus, zum Beispiel im Rahmen einer bakteriellen Fehlbesiedelung, siehe Seite 18) wird wesentlich unangenehmer wahrgenommen. Hier oder im oberen Abschnitt des Dickdarms gebildete Gase müssen über die Darmwand resorbiert werden, sie gelangen ins Blut und werden über die Lunge abgeatmet. Auf diesem Weg kann (muss aber nicht) Laktoseintoleranz auch zu schlechtem Mundgeruch beitragen.

Durchfall. Viele Patienten mit Laktoseintoleranz gehen vor allem wegen der ständigen Durchfälle zum Arzt. Die kurzkettigen Fettsäuren (vor allem Essigsäure, Propionsäure und Buttersäure) bilden einen osmotischen Gradienten, das heißt, sie »ziehen« Wasser in den Darm, welches aus den Blutgefäßen geholt wird. Durch den vermehrten Einstrom von Wasser in den Darm kommt es zu Durchfall (osmotische Diarrhö). Gleichzeitig wird die Darmperistaltik gesteigert, was sich in gurgelnden Darmgeräuschen äußert.

Die Bakterien im Darm können noch andere biologisch aktive Substanzen bilden. Je nachdem, welche das sind (zum Beispiel Histamin und andere biogene Amine), kann es zu weiteren Symptomen kommen.

Weniger typische Beschwerden

Neben den typischen Beschwerden gibt es eine Reihe von Symptomen, die eher gelegentlich auftauchen.

Schmieriger Stuhl. Manche Menschen verspüren kaum Blähungen und haben keinen Durchfall, bekommen dafür aber schmierige Stühle. Das bedeutet, dass der Fettgehalt im Stuhl erhöht ist. Ursache hierfür kann neben einer gestörten Fettverdauung auch eine gestörte Kohlenhydratverdauung (wie die Laktoseintoleranz) sein. In diesem Fall entsteht das Fett im Stuhl durch die Darmbakterien, die die nicht resorbierte Laktose in Fettsäuren umwandeln.

Schwimmender Stuhl. Manche Menschen spüren die Gasbildung im Darm nicht oder empfinden die Gasbildung als »normal«, ohne das Gefühl zu haben, an Blähungen zu leiden. Ein normal zusammengesetzter Stuhl geht im Wasser unter, schwimmt der Stuhl, so ist dies ein Hinweis auf vermehrte Gasbildung durch Darmbakterien und darauf, dass die Verdauung nicht in Ordnung ist.

Fettstühle. Fettstühle lassen sich daran erkennen, dass der Stuhl beim Hinunterspülen Spuren in der Toilette hinterlässt bzw. dass der Klopapierverbrauch sehr hoch ist. Patienten mit Fettstühlen verwenden häufig Feuchttücher, was vorhandene Analekzeme (Juckreiz) meistens noch verschlimmert.

Ursache von Fettstühlen ist entweder eine Fettverdauungsstörung (Bauchspeicheldrüsenunterfunktion, Gallenfunktionsstörung etc.) oder eine Kohlenhydratresorptionsstörung, da die nicht resorbierten Kohlenhydrate im Darm von Bakterien zu Fettsäuren umgewandelt werden. Im ersteren Fall ist der Stuhl auffallend voluminös und lässt sich oft gar nicht mehr ohne Hilfe hinunterspülen.

Sodbrennen. Wenn nach laktosehaltigen Mahlzeiten Sodbrennen auftritt, kann eine Laktoseintoleranz die Ursache sein.

Müdigkeit. Müdigkeit nach laktosehaltigen Mahlzeiten kann ebenfalls ein Hinweis auf Laktoseintoleranz sein.

Migräne. Bei manchen Migränepatienten können laktosehaltige Mahlzeiten einen Migräneanfall auslösen. Wenn der Laktosebelastungstest einen Migräneanfall auslöst, kann man davon ausgehen, dass eine laktosefreie Diät die Migräneanfälle deutlich reduzieren wird. Milchprodukte als Trigger für eine Migräne werden gern übersehen.

Kreuzschmerzen. Auch wenn Kreuzschmerzen – nach schulmedizinischen Kriterien – nichts mit der Verdauung zu tun haben, kann man oft beobachten, dass chronische Kreuzschmerzen nach Abschluss der Behandlung einer Kohlenhydratresorptionsstörung wie Laktose- oder Fruktoseintoleranz verschwinden.

Positive und negative Einflüsse

Gewisse Faktoren können sich positiv, aber auch negativ auf die Laktoseintoleranz auswirken. Hier habe ich Ihnen drei davon zusammengestellt:

Urlaub. Typischerweise berichten Patienten mit Laktoseintoleranz, dass ihre Beschwerden im Urlaub besser werden. Oft vermuten sie deshalb psychische Probleme oder Stress als Ursache ihrer Verdauungsprobleme. Das ist ein Trugschluss: Psychisch bedingte Verdauungsbeschwerden verschlimmern sich im Urlaub eher, weil man dann mehr Zeit für sich hat; so können psychosomatische Beschwerden stärker wahrgenommen werden, die sonst im Stress verdeckt waren. Ganz anders bei Menschen mit Laktoseintoleranz: Da viele beliebte Urlaubsziele in Regionen liegen, in denen die Laktoseintoleranz endemisch ist (Seite 26), finden sie dort auch eine Küche vor, die der Laktoseintoleranz zugutekommt. In den Mittelmeerländern, in Asien oder in Afrika ist die Nahrung in der Regel laktosearm (sofern man dort nicht importierte, laktosehaltige Produkte kauft, die es mittlerweile überall auf der Welt zu geben scheint).

Darmflora. Die Beschwerden bei Laktoseintoleranz hängen im Wesentlichen von der bakteriellen Besiedlung des Darms ab und davon, ob eine bakterielle Fehlbesiedlung des Dünndarms vorliegt. Durch Änderung der Umweltbedingungen (Reisen) oder der Ernährung kann es zu einer wesentlichen Änderung der Darmflora und damit auch zu einer Änderung oder gar zum Verschwinden der klinischen Symptome kommen, ohne dass sich am eigentlichen Laktasemangel etwas geändert hat.

Weitere Intoleranzen. Möglicherweise liegen noch andere Kohlenhydratresorptionsstörungen vor. In unserem Patientenkollektiv konnten wir beobachten, dass ca. 80 Prozent der Patienten mit positivem Laktose-Atemtest gleichzeitig eine Fruktosemalabsorption zeigten. Auch Sorbitintoleranz scheint sehr häufig mit Laktoseintoleranz vergesellschaftet zu sein. Diese Resorptionsstörungen beeinflussen natürlich ebenfalls die Darmflora und sind daher mitbestimmend dafür, ob und in welchem Ausmaß klinische Beschwerden auftreten.

Die Laktoseintoleranz feststellen

Wie Sie die Vermutung einer Laktoseintoleranz mittels Selbsttest erhärten können, wurde bereits beschrieben. Die Diagnose sollte mit einem H_2-Atemtest (Seite 55) gesichert werden, der in der Regel bei Ihrem Hausarzt oder einem gastroenterologisch orientierten Internisten durchgeführt werden kann. Der H_2-Atemtest kann allerdings nicht zwischen primärer (angeborener) und sekundärer (erworbener) Laktoseintoleranz unterscheiden, sodass bei einem positiven Testergebnis unbedingt ein »Gentest« angeschlossen werden sollte.

Mit dem »Gentest« (genauer gesagt, mit der molekulargenetischen Untersuchung) kann überprüft werden, ob Sie die genetische Veranlagung für eine Laktoseintoleranz besitzen. So kann aber nur die primäre Form (endemischer Laktasemangel) festgestellt werden. Auch lässt sich nicht zwischen Laktosemaldigestion und Laktoseintoleranz unterscheiden.

Die Unterscheidung ist deshalb so wichtig, weil sekundäre Formen der Laktoseintoleranz immer Hinweis auf eine zugrunde liegende Darmerkrankung sind und hier unbedingt eine weitere Abklärung erfolgen sollte.

Primäre und sekundäre Laktoseintoleranz

Eine sekundäre Laktoseintoleranz kann durch die Behandlung der Grundkrankheit geheilt werden, oft mit einer medikamentösen Behandlung oder einer anderen als der laktosefreien Diät (zum Beispiel glutenfreie Diät bei Zöliakie). Bei der primären Laktoseintoleranz kann man nur mit Diät und Enzymersatztherapie behandeln.

Die Therapie fällt also je nach Form der Laktoseintoleranz unterschiedlich aus. In unserem Patientenkollektiv hatten rund 10 Prozent der Patienten mit positivem Atemtest eine sekundäre Laktoseintoleranz! Diese Häufigkeit belegt, wie sinnvoll es ist, bei positivem Atemtest eine molekulargenetische Untersuchung anzuschließen.

Die Ernährung umstellen

- In erster Linie besteht die Therapie der Laktoseintoleranz darin, die Laktosezufuhr zu reduzieren bzw. mit der Nahrung zugeführte Laktose durch gleichzeitige Einnahme eines Laktasepräparats aufzuspalten, sodass es zu keiner Malabsorption von Milchzucker kommt.
- In zweiter Linie geht es darum, die Bakterienmasse im Darm zu verringern und die Zusammensetzung der Darmflora zu verbessern.

Bei schlechtem Ansprechen auf eine diätetische Therapie oder Enzymersatztherapie muss weiter nach anderen Ursachen gesucht werden.

Nicht resorbierbare Kohlenhydrate meiden

Drei Viertel der Patienten mit Laktoseintoleranz haben auch mit der Resorption anderer

Zucker und Kohlenhydrate Probleme. Vermeiden Sie (zumindest anfänglich)

- oft nicht resorbierbare Zucker, wie zum Beispiel Fruchtzucker,
- die oft nicht resorbierbaren Zuckeralkohole Sorbit und Xylit,
- nicht resorbierbare Kohlenhydrate, wie zum Beispiel Stachyose, Raffinose und Verbascose, die in Kohl-, Lauch- und Bohnengemüse vorkommen,
- Ballaststoffe jeglicher Art (sie führen ebenfalls zu einer Veränderung der Darmflora mit vermehrter Bildung von Kohlendioxid, kurzkettigen Fettsäuren und biogenen Aminen). Zu den »versteckten« Ballaststoffen zählen vor allem Pflanzengummis, Algen (Alginate) und Verdickungsmittel (Seite 76).

Nehmen Sie nach Möglichkeit auch keine resorptionshemmenden Medikamente wie Acarbose (zum Beispiel Glucobay®) oder unresorbierbare Zucker wie Lactulose (zum Beispiel Laevolac®, Importal® etc.) ein. Solche Medikamente und vor allem die versteckten Ballaststoffe führen zu vermehrtem Wachstum von Darmbakterien und können Grund für eine ausbleibende Besserung einer Laktoseintoleranz sein, obwohl eine laktosefreie Diät eingehalten wurde.

Auf niedrigen Laktosegehalt achten

Handelsübliche Milch enthält ca. 48 Gramm Laktose pro Liter. Der Laktosegehalt von Milchprodukten ist dagegen sehr unterschiedlich und hängt von der Herstellungsart ab. Werden bei der Herstellung von Joghurt, Sauermilch oder manchen Käsesorten Bakterien verwendet, die Laktose im Rahmen des Gärungsprozesses aufspalten oder verbrauchen, so kann das Endprodukt nahezu laktosefrei sein. Allerdings wird nicht jeder Kefir oder Joghurt so hergestellt, dass die Lakto-

---

PRAXIS

Vorsicht, »verbesserte Rezeptur«!

Sobald etwas »cremig« schmeckt, ist die Wahrscheinlichkeit sehr groß, dass unverträgliche Verdickungsmittel beigemengt wurden. Besondere Vorsicht ist geboten, wenn auf der Packung »neu«, »verfeinert« oder »noch cremiger« steht. Merke: Je mehr »Verbesserungen« der Lebensmittelchemiker einführt, desto »gefährlicher« wird in der Regel das Nahrungsmittel.

---

se am Ende vollständig abgebaut ist. In der Lebensmittelproduktion wird heute meist auf eine vollständige Vergärung der Laktose verzichtet und der Gärungsprozess frühzeitig unterbrochen.

Quark

Quark (Topfen) war früher beispielsweise ein relativ laktosearmes Nahrungsmittel, das in geringen Mengen von vielen Menschen mit Laktoseintoleranz vertragen wurde. Mit den modernen Herstellungsprozessen hat sich der Laktosegehalt gewaltig geändert, sodass man eigentlich von einem ganz anderen Nahrungsmittel sprechen müsste, welches nur gleich aussieht und gleich schmeckt. Für andere Produkte sieht die Situation ähnlich aus. Die Lebensmitteltechnik hat unsere Nahrung derart umgestaltet, dass man auch als Fachmann nicht mehr weiß, was in dem jeweiligen Lebensmittel enthalten ist – was generelle Empfehlungen schwierig bis unmöglich macht.

Laktosegehalt

Leider weisen viele Hersteller den Laktosegehalt nicht auf der Verpackung aus, obwohl er ihnen in den meisten Fällen bekannt ist. Sie haben noch nicht erkannt, wie viele potenzielle Kunden ihnen entgehen, die Milchprodukte (wegen der fehlenden Nennung des Laktosegehaltes) vermeiden, obwohl dies nicht unbedingt notwendig wäre. Manche Hersteller geben den Laktosegehalt auf ihren Internetseiten an oder schicken entsprechende Listen auf Anfrage zu. Ansonsten bleibt Patienten mit Laktoseintoleranz derzeit nichts anderes übrig, als den Laktosegehalt eines Produkts anhand der anderen Angaben auf der Verpackung abzuschätzen. Wird zum Beispiel der Kohlenhydratgehalt genannt, kann man bei Milchprodukten davon ausgehen, dass diese Angabe ungefähr dem Laktosegehalt entspricht.

Laktosefreie Milch

Mittlerweile findet man immer öfter auch laktosefreie Milch in den Regalen der Supermärkte. Bei diesen Produkten wurde die Laktose bereits in der Molkerei enzymatisch aufgespalten. Dadurch steigt die Konzentration an freier Galaktose und Glukose, was der laktosefreien Milch einen (ungewohnten) süßlichen Geschmack verleiht. Leider entfetten viele Hersteller die laktosearme Milch gleichzeitig und machen sie damit wieder schlechter verträglich. Denn Fett reduziert

die Darmmotorik und erhöht damit die Kontaktzeit des Nahrungsmittels mit der Darmwand (und damit mit dem Enzym Laktase). So können Laktoseintolerante, deren Enzymaktivität in der Regel nicht vollständig fehlt, noch eine gewisse Restaktivität entwickeln, die ausreicht, um laktosearme Milchprodukte zu verstoffwechseln.

Wie bekommt man laktosearme Produkte?

- **Mittelmeerprodukte wählen:** Im Allgemeinen kann man davon ausgehen, dass nach traditioneller Art vergorene Milchprodukte, die aus dem Mittelmeerraum stammen, bessere Laktosevergärung aufweisen als solche, die aus nördlichen Ländern (Österreich, Deutschland, Beneluxstaaten, Skandinavien) stammen. Diese Empfehlung verliert leider immer mehr an Gültigkeit. Viele Gastarbeiter aus der Türkei, Griechenland oder anderen südlichen Ländern haben eine Ausbildung in deutschen Molkereien gemacht. Manche sind wieder in ihre Heimat zurückgekehrt und haben dort leitende Funktionen in örtlichen Molkereien

---

TIPP

Den Laktosegehalt eines Produkts abschätzen

Ist auf einem Milchprodukt der Laktosegehalt nicht angegeben, orientiert man sich am besten an den Kohlenhydraten: Sind zum Beispiel 3,8 Gramm Kohlenhydrate pro 100 Gramm Produkt aufgeführt, muss man in Ermangelung genauerer Angaben davon ausgehen, dass diese 3,8 Gramm Kohlenhydrate aus Laktose bestehen. Wenn auf der Packung steht: 3,8 Gramm Kohlenhydrate pro 100 g, davon 3,6 Gramm Zucker, kann man annehmen, dass der Laktosegehalt 3,6 Gramm pro 100 Gramm Produkt beträgt.

Als laktosearm gilt ein Produkt, das weniger als 1 Gramm Laktose pro 100 Gramm Produkt enthält.
Diese Vorgehensweise ist zwar aus wissenschaftlicher Sicht nicht ganz korrekt, aber die einzige praktikable Methode, den Laktosegehalt eines Milchprodukts abzuschätzen, solange ihn die Hersteller nicht explizit angeben. Damit bewegen Sie sich zumindest im sicheren Bereich und sind vor allzu großen Überraschungen gefeit.

übernommen. Und sie haben natürlich die erlernten »modernen« Herstellungsmethoden eingeführt … Damit bleibt den Laktoseintoleranten nur mehr übrig, stets auf das Etikett zu schauen und zu hoffen, dass dort Angaben zum Laktosegehalt gemacht werden und diese auch der Realität entsprechen.

- **Nachreifen lassen:** Ein weiterer Trick ist das »Nachreifenlassen« von Joghurt und Kefir über das Mindesthaltbarkeitsdatum hinaus. Damit kann der Laktosegehalt oft reduziert werden (sofern die entsprechenden Mikroorganismen den Herstellungsprozess überlebt haben und nicht abgetötet wurden), allerdings ist dieses Vorgehen mit der Gefahr des Verderbs des Nahrungsmittels verbunden.
- **Enzymatisch nachhelfen:** Eleganter ist es, wenn man sich ein flüssiges Laktasepräparat verschafft, dieses dem Nahrungsmittel zusetzt und es dann für 12 Stunden im Kühlschrank stehen lässt. Wenn der Laktasezusatz ausreichend dosiert wurde, kann damit ein ziemlich laktosearmes Lebensmittel hergestellt werden.

Probleme durch Galaktose

Allerdings scheint nicht jeder die in der laktosefreien Milch vorhandenen großen Mengen Galaktose zu vertragen. Normalerweise wird Galaktose nur nach und nach aus der Nahrung freigesetzt, und nun flutet sie rasch und massiv an. Manchen Menschen bereitet diese plötzliche Überversorgung mit Galaktose offenbar Probleme.

Grund dafür ist möglicherweise, dass Galaktose einen bestimmten Rezeptor besetzt, der für die Erkennung von gealterten Eiweißen, »Proteinmüll« sozusagen, zuständig ist. Dieser »Müll« wird normalerweise von dem Rezeptor erkannt, gebunden und in der Leber »entsorgt«. Wenn der Rezeptor jedoch belegt ist, kreist der »Müll« weiter durchs System, was manchen Menschen nicht zu bekommen scheint.

Dies ist nur die stark vereinfachte Darstellung einer Hypothese, warum selbst laktosefreie Milch bzw. Milchprodukte oft nicht vertragen werden; manchmal führen sie sogar zu einer Verschlechterung der Beschwerden. Daneben gibt es noch eine Reihe (angeborener) Enyzmdefekte, die mit einer Störung des Galaktosestoffwechsels einhergehen. Diese sind aber sehr selten, und die Betroffenen wissen das meistens, weil die entsprechende Diagnose schon in früher Kindheit bei ihnen gestellt wurde.

Molke und Milchpulver meiden

Molke ist in letzter Zeit ein populäres Getränk geworden. Ursprünglich ein Abfallprodukt in Molkereien und Käsereien, wird es nun mit Aromen versehen, gezuckert und teuer verkauft. Molke gilt mancherorts als Sondermüll und darf nicht über die normale Kanalisation entsorgt werden, weil es in großen Mengen Kläranlagen zum »Kippen« bringen kann und die in der Molke enthaltenen Säuren die Betonwände schädigen. Insofern ist die Milchindustrie sehr daran interessiert, ihr Abfallprodukt als »gesund« darzustellen und gewinnbringend loszuwerden. Dieser Trend, Sondermüll, der im Rahmen des Herstellungsprozesses anfällt, in »besonders gesunde Spezialnahrung« oder »Nahrungsergänzungsmittel« umzuwidmen, greift leider immer mehr um sich. Die Behörden sehen hier offenbar keine Notwendigkeit einzuschreiten. Menschen mit Laktoseintoleranz sollten Molke aber unbedingt meiden, denn Molke ist laktosehaltig, und auch die übrigen Inhaltsstoffe stellen einen idealen Nährboden für eine bakterielle Fehlbesiedlung des Darms dar.

Einteilung der Lebensmittel nach dem Laktosegehalt

Lebensmittelgruppe	Was zählt dazu?
Laktosearme Lebensmittel (unter 1 Gramm pro 100 Gramm) werden von den meisten Patienten mit Laktoseintoleranz ohne Weiteres vertragen.	Dazu gehören **Butter, Butterschmalz** sowie die meisten **Hart-, Schnitt- und Weichkäsesorten**, da ein Großteil des Milchzuckers in der Buttermilch bzw. in der Molke zurückbleibt und der verbleibende Milchzucker beim Käse während des Reifeprozesses durch Mikroorganismen abgebaut wird. **Achtung:** Molkenkäse und Schmelzkäse (»Dreieckskäse«) wird oft unter Zusatz von Milchpulver hergestellt. Die Verdickungsmittel Carrageen (E 407) und Johannisbrotkernmehl (E 410) sind Ballaststoffe und führen zu vermehrtem Wachstum von Darmbakterien. Diese Käsearten sind dann auch trotz Einnahme von Laktase meist nicht verträglich.
Laktosehaltige Lebensmittel mit einem mittleren Laktosegehalt von 1–4,8 Gramm pro 100 Gramm werden in der Regel von Patienten mit Laktoseintoleranz nicht oder nur in sehr geringen Mengen vertragen.	Dazu zählen manche Arten von **Quark** (Topfen), **Hüttenkäse** und die meisten **Frischkäsezubereitungen**. Sofern bei der Herstellung die Molke entfernt wurde, ist der Laktosegehalt im unteren Bereich angesiedelt. **Achtung:** Manchen Frischkäsezubereitungen werden Milchpulver, Carrageen (E 407) und Johannisbrotkernmehl (E 410) zugesetzt, um die Cremigkeit zu erhöhen. Diese Käsearten sind dann auch trotz Einnahme von Laktase meist nicht verträglich. **Sauerrahm** und **Crème fraîche** sind nur verträglich, wenn sie in kleinen Mengen verwendet werden (zum Beispiel in Saucen). **Joghurt, Butter-** oder **Sauermilch** und **Kefir** werden (je nachdem, wie hoch ihr Fettgehalt ist) noch vertragen, wobei fetter Joghurt besser vertragen wird als Magerjoghurt. **Sahne** und **Rahm** enthalten im Vergleich zu Milch geringere Mengen Milchzucker. Vermutlich geben viele Menschen deshalb lieber Sahne in den Kaffee als Milch.
Laktosereiche Lebensmittel haben einen Laktosegehalt, der ebenso hoch oder höher ist als der von naturbelassener Milch **(über 4,8 Gramm pro 100 Gramm)**.	Dazu zählen **Milch, Molke, Kakao, Kondensmilch, Kaffeesahne** sowie **Mehl-** und **Süßspeisen**, die mit Milch zubereitet wurden (zum Beispiel **Milchreis, süße Aufläufe, Pudding**). Fertigprodukte können beträchtliche Mengen Milchzucker enthalten, vor allem wenn sie mit Milch- oder Molkepulver hergestellt wurden. Sehr milchzuckerreiche Produkte sind auch **Milchschokolade, Cremeeis,** diverse **Keks-** und **Kuchensorten** und die meisten Fertigcremes.

Die Angabe des Laktosegehalts ist nicht gesetzlich vorgeschrieben.
Bezeichnungen wie Magermilch, Molke, Molkepulver, (Mager-)Milchpulver, Sahne, Milcheiweiß usw. sind Hinweise darauf, dass Laktose in einem Produkt enthalten ist.

Nicht zuletzt durch die Agrarpolitik kommt es zu einer Überproduktion von Milch in den meisten westlichen EU-Staaten. Der Überschuss wird gerne zu Milchpulver verarbeitet, welches besonders laktosereich ist: Je nach Herstellungsart sind in 100 Gramm Milchpulver 37–52 Gramm Laktose enthalten.

Dieses Milchpulver wird immer häufiger in der Herstellung anderer Lebensmittel »untergebracht«. Daher findet man Laktose beispielsweise in vielen Keksen, industriell gefertigten Kuchen, Kakaogetränken, Schokolade, Nougatcreme etc., aber auch in Nahrungsmitteln in denen man Laktose nicht unbedingt vermuten würde, wie zum Beispiel Wurstwaren!

Glutenfreien Mehlsorten wird oft Laktose oder Milchzucker zur Verbesserung der Backtriebfähigkeit zugesetzt. Gerade Patienten mit Zöliakie leiden aber häufig auch unter Laktoseintoleranz. Dies erklärt, warum viele Patienten mit Zöliakie trotz strenger glutenfreier Diät manchmal weiterhin Beschwerden haben.

In Anbetracht der Häufigkeit der Laktoseunverträglichkeit, der immer komplexer werdenden Nahrungsmittelverarbeitung und der zunehmenden Globalisierung – die bei der Herstellung von Nahrungsmitteln keine Rücksicht mehr auf die individuelle Verdauungsleistung der örtlichen Bevölkerung nimmt – sollten Hersteller endlich zu einer Kennzeichnung des Laktosegehalts auf allen Lebensmitteln verpflichtet werden!

Und allen Verbrauchern, die Milch vor allem deshalb trinken, weil sie angeblich so »gesund« ist, sei noch einmal nachdrücklich gesagt: Für die Ernährung des Erwachsenen ist Milch weder notwendig noch von der Natur vorgesehen.

PRAXIS

Verdünnte Sahne statt Milch verwenden

Kleine Mengen Sahne können als Milchersatz dienen, indem sie mit Wasser verdünnt verwendet werden (zum Beispiel 1 TL Sahne im Kaffee oder $1/3$ Sahne mit $2/3$ Wasser verdünnt zum Kochen, zum Beispiel für Palatschinken).

Enzymersatztherapie mit Laktase

Neben dem Vermeiden von laktosehaltigen Nahrungsmitteln besteht die Möglichkeit, das Enzym Laktase in Tabletten oder Tropfenform zuzuführen. Enzympräparate können den Milchzucker aufspalten. Dabei sollte das Enzym am besten kurz vor bzw. zu Beginn einer laktosehaltigen Mahlzeit eingenommen werden. Während Laktasepräparate bisher nur als Nahrungsergänzungsmittel erhältlich waren und damit keiner behördlichen Kontrolle unterlagen, ist in Deutschland seit 2008 ein zugelassenes Arzneimittel im Handel (TilactaMed®, ab dem 3. Lebensjahr). Dabei handelt es sich um Kautabletten, die sorbit- und xylitfrei sind.

In den Nahrungsergänzungsmitteln sind die Enzymaktivitäten oft zu gering. Ein weiteres Manko: Die Zusatz- und Füllstoffe bestehen nicht selten aus Zuckeralkoholen wie Sorbit oder Xylit, die den GLUT-5-Transporter hemmen. Dadurch kann sich eine gleichzeitig bestehende Fruchtzuckermalabsorption verschlechtern. Bedenkt man, dass etwa 80 Prozent der Laktoseintoleranten gleichzeitig eine Fruktosemalabsorption aufweisen, sind diese Präparate nur für einen kleinen Teil der Betroffenen geeignet. Im Übrigen gelten die gleichen Vorbehalte für eine Enzymtherapie wie oben für die Enzymtherapie bei Fruktoseintoleranz beschrieben (Seite 78). Eine Übersicht der derzeit erhältlichen Laktasepräparate findet sich in der folgenden Tabelle.

Die Laktasepräparate unterscheiden sich hauptsächlich in der Herstellungsart und in der Galenik, das heißt welche Zusatzstoffe für die Verarbeitung zu Kapseln oder Tabletten verwendet wurden. Im Allgemeinen empfiehlt es sich, den Preis pro Kapsel bzw. pro FCC-Einheit auszurechnen, da doch deutliche Preisunterschiede bestehen. Leider geben die Hersteller nicht an, ob die Laktase biotechnologisch aus Pilz- oder Bakterienkulturen gewonnen oder anders erzeugt wurde. Dies wäre allerdings wichtig zu wissen – besonders beim Auftreten von Unverträglichkeitsreaktionen nach der Einnahme von Laktasetabletten. Der Gesetzgeber sieht hier aber keine Informationspflicht vor, weshalb man auch als Arzt keine Information erhält.

Das Erzeugerland wird ebenfalls in der Regel nicht genannt. Es ist anzunehmen, dass die meisten Produkte aus China oder einem anderen Schwellenland kommen und in Europa lediglich abgepackt werden. In diesen Ländern existieren oft keine oder wesentlich schlechtere Qualitätsrichtlinien als bei uns, sodass man nicht immer sicher sein kann, was man zu sich nimmt.

Der Einsatz von Laktase produzierenden »probiotischen« Mikroorganismen wird von mir nicht empfohlen. Einerseits ist die Enzymaktivität in der Regel nicht ausreichend, um hier einen merkbaren Laktoseabbau zu garantieren, andererseits kommen die Risiken der Einnahme von probiotischen Bakterien oder Pilzen dazu. Die Risiken, die von Probiotika (Seite 93) ausgehen, werden leider auch von den Medizinern so gut wie immer totgeschwiegen. Als Faustregel kann man sagen: Je länger ein Präparat am Markt ist, umso geringer ist die Wahrscheinlichkeit, dass größere Gefahren davon ausgehen.

Verschiedene Laktasepräparate (in alphabetischer Reihenfolge)

Produktname	Packungsgröße	Bemerkung
Kerulac®-Tropfen	10 ml	6 Tropfen pro Liter Milch
Keru-Tabs®-Kautabletten	50/100 Stck.	1 700 FCC Einheiten/Tbl.
Lactase-Kapseln	100 Stck.	3 300 FCC Einheiten/Kps.
Lactrase® 5 000	60/100 Stck.	5 000 FCC Einheiten/Kps.
Lactrase® 12 000	120 Stck.	12 000 FCC Einheiten/Kps.
Laluk®-Kautabletten	100/200 Stck.	1 000 FCC Einheiten/Tbl.
Leben's®-Laktase Enzym	40 Stck.	5 000 FCC Einheiten/Kps.
TilactaMed®-Tabletten	25/50/100/200 Stck.	2 000 FCC Einheiten/Tbl.

FCC-Einheiten (Food Chemical Codex Lactase Units) beschreiben die Enzymaktivität: 12 FFC entsprechen etwa 1 Milligramm Laktase. Präparate in anderen Ländern: Dairy® (USA); Galantase® (H, J, ZA); Isealase® (J); Kakorina® (J); Lacdigest® (CH), Lactaid® (CDN, I, USA); Lisolac® (P); Lysolac® (I). Die Tabelle stellt nur eine Auswahl der am häufigsten verwendeten Laktasepräparate dar und erhebt keinen Anspruch auf Vollständigkeit.

Wann sind Antibiotika nötig?

In besonders hartnäckigen Fällen mit Fehlbesiedelung des Dünndarms (siehe SIBOS Seite 18) kann eine antibiotische Behandlung notwendig werden. Bei Patienten mit Fruchtzuckermalabsorption konnte gezeigt werden, dass die Symptome von der bakteriellen Besiedlung des Dickdarms abhängen und durch Gabe von speziellen Antibiotika wie zum Beispiel Metronidazol günstig beeinflusst werden. Gleiches gilt auch für Patienten mit Laktoseintoleranz.

Aus eigener Erfahrung kann ich sagen, dass bei Patienten mit Laktoseintoleranz vor allem solche Antibiotika gut wirksam sind, die vorwiegend gegen gramnegative Anaerobier (eine bestimmte Bakteriengruppe) gerichtet sind. Auch Antibiotika aus der Makrolid-Gruppe, die eine die Darmbewegung (Peristaltik) anregende Wirkung haben, sind mit gutem Erfolg einsetzbar. Neuerdings gibt es außerdem nicht resorbierbare Antibiotika (zum Beispiel Rifaximin), die die in sie gesetzten Erwartungen allerdings nicht erfüllen konnten, zumal sie die Bakterien, die in die Darmwand »hineingewachsen« sind, nicht erfassen.

Was bewirken Probiotika?

Hinter der Bezeichnung »Probiotika« steht die Vorstellung, dass »schlechte« Keime im Verdauungstrakt durch die Zufuhr von »guten« Keimen verdrängt werden. Manchmal wird der Begriff jedoch auch in dem Sinn verwendet, dass die manchen Joghurts zugesetzten probiotischen Keime noch eine eigene Laktase-Enzymaktivität aufweisen und somit die Laktoseintoleranz »heilen« können, ähnlich wie durch die Zufuhr von Laktasepräparaten. Aber das ist reine Theorie.

Wirkungen

Zu Wirksamkeit oder auch Unwirksamkeit von Probiotika existieren zahlreiche Studien. Nach eigenen Erfahrungen wirken Probiotika bei Patienten mit Laktoseintoleranz so gut wie gar nicht und können in seltenen Fällen sogar zu einer Verschlechterung führen. Nachdem sehr viele Studien zu dieser Fragestellung von der Milchwirtschaft finanziert wurden bzw. aus deren eigenen Laboratorien kommen, ist es auch für den Fachmann kaum möglich, zu einem unbeeinflussten Urteil über die Wirksamkeit von Probiotika zu kommen.

Nebenwirkungen

Jedenfalls gibt es immer mehr Studien, welche auch die Risiken von Probiotika belegen. Vor allem bei immunsupprimierten Menschen (zum Beispiel Krebspatienten mit Strahlen- oder Chemotherapie, Patienten, die unter Cortisonbehandlung stehen, aber auch allgemein geschwächten Patienten) besteht die Gefahr, dass die von außen zugeführten Keime durch die Darmwand in den Blutkreislauf eindringen und eine Blutvergiftung (Sepsis) hervorrufen oder Gefäßimplantate zerstören.

Außerdem macht es einen großen Unterschied, ob sich Keime im Dünndarm oder im Dickdarm ansiedeln, und auf diesen Unterschied wird in den Studien kaum eingegangen. Kein Hersteller hat sich bisher dazu geäußert, wie er es anstellt, dass sich die Keime an der richtigen Stelle im Darm ansiedeln. Gibt es im Darm womöglich Ver- bzw. Gebotsschilder, die den Bakterien sagen »Hier bitte (nicht) ansiedeln«? Das ganze Thema Probiotika scheint derzeit jedenfalls eher vom Wunsch nach Profit als vom medizinischen Wissen geleitet zu sein.

Therapie der »funktionellen Laktoseintoleranz«

Eine besondere Form der Laktoseintoleranz ist die »funktionelle Laktoseintoleranz«, die trotz normaler Enzymausstattung auftritt. In diesen seltenen Fällen geht die Laktoseintoleranz auf eine zu geringe Kontaktzeit der laktosehaltigen Nahrungsmittel mit der Darmwand (auf der sich das Enzym Laktase befindet) zurück.

Bei Erwachsenen

Typischerweise findet sich bei diesen Patienten eine verkürzte Transitzeit (Zeit, in der Nahrungsmittel den Darm passieren), die mit einem Lactulose-Atemtest festgestellt werden kann.

Lactulose ist ein synthetischer Zweifachzucker (bestehend aus Galaktose und Fruktose), der von keinem Menschen aufgespalten werden kann und deshalb vor allem in der Diagnostik eine Rolle spielt. Lactulose hat nichts mit Laktose zu tun, kann aber zur Messung der Transitzeit eingesetzt werden. Damit kann diese Form der Laktoseintoleranz diagnostiziert werden.

PRAXIS

Sahne zugeben

Die Peristaltik lässt sich auch dadurch hemmen, dass man die Mahlzeit fetter gestaltet. Wenn Sie also einer laktosefreien Milch noch etwas laktosefreie Sahne beimengen, wird die geringe Laktosemenge in der Milch meistens besser vertragen. Das dürfte auch der Grund sein, warum griechische Joghurts so viel Fett enthalten.

Bei Erwachsenen kann eine funktionelle Laktoseintoleranz durch Medikamente, die die Peristaltik, also die Darmbewegung hemmen (zum Beispiel Loperamid), erfolgreich behandelt werden. Da sie aber nur sehr selten bei Erwachsenen auftritt, sollte darauf geachtet werden, dass hier nicht eine sekundäre Form der Laktoseintoleranz, die sehr viel häufiger vorkommt, übersehen wurde.

Bei Säuglingen

Meist lautet die Diagnose fälschlicherweise »Drei-Monats-Kolik«, weil die Bauchschmerzen vor allem in diesem Alter auftreten. Bei dieser Form der funktionellen Laktoseintoleranz sollte aber – anders als bei Erwachsenen – *nicht* mit die Peristaltik hemmenden Medikamenten behandelt werden!

Hier besteht die Behandlung in einer Änderung der Stilltechnik. Dabei muss die Mutter darauf achten, dass die Brust vom Säugling »leer« getrunken wird. Dadurch bekommt das Kind nicht nur die laktosereiche Vormilch, sondern auch die fettere Nachmilch. Der hohe Fettanteil der Nachmilch führt zu einer Verlangsamung der Darmperistaltik und erhöht damit die Kontaktzeit zwischen Darmwand und laktosehaltiger Milch. Dadurch kann die Laktose besser aufgespalten werden und das Kind hat weniger Blähungen.

Wichtig bei dieser natürlichen Form der Behandlung: Das Kind sollte zunächst zu *festen Zeiten* und erst dann, wenn die Koliken mehrere Tage verschwunden sind, wieder *nach Bedarf* gestillt werden. Sollte es zu keiner Besserung kommen oder kann nicht gestillt werden, ist es ratsam, den Kinderarzt aufzusuchen.

Geografie und Globalisierung

Interessanterweise gibt es eine charakteristische geografische Verteilung für die endemische Laktoseintoleranz mit einem Süd-Nord-Gefälle.

In Skandinavien verlieren nur etwa 3–8 Prozent der Menschen nach dem Abstillen die Laktaseaktivität. In Deutschland sind etwa 13–14 Prozent, in Österreich etwa 20 Prozent der Bevölkerung laktoseintolerant. Durch den zunehmenden Anteil von Gastarbeitern und Einwanderern aus dem Mittelmeerraum nimmt der Anteil an Laktoseintoleranten ständig zu, sodass heutzutage mit einer Häufigkeit von ca. 25 Prozent der Bevölkerung gerechnet werden muss. Im Mittelmeerraum steigt der Bevölkerungsanteil mit Laktoseintoleranz auf etwa 70 Prozent, und in Afrika nahe dem Äquator haben 98 Prozent der Bevölkerung eine Laktosemaldigestion. Wie kommt es zu diesem Süd-Nord-Gefälle?

Sonne und Vitamin D

Die gängigste Erklärung schreibt diese Verteilung der Laktoseintoleranz der Sonneneinstrahlung zu. In Ländern mit geringer Sonneneinstrahlung besteht ein höherer Bedarf, Vitamin D über die Nahrung abzudecken, weil dort die Umwandlung von 7-Dehydrocholesterin (Vorstufe von Vitamin D) in Cholecalciferol (Vitamin D_3) in der Haut nur in geringem Ausmaß möglich ist. Demgegenüber steht die Beobachtung, dass verschiedene nomadische Stämme Afrikas, wie die Tuareg oder Massai, die intensive Viehzucht betreiben, Milchtrinker sind und keine Laktoseintoleranz haben. Auch in Asien ist die Mehrzahl der Bevölkerung laktoseintolerant (etwa 87 Prozent). Auch dort gibt es einige nomadische Völker, die vorwiegend von Viehzucht leben und sich auch von Milch ernähren.

Klima und Umwelt

Meiner Meinung nach hat die geografische Verteilung der Laktoseintoleranz weniger mit der Vitamin-D-Versorgung zu tun als damit, ob das jeweilige Volk darauf angewiesen war, sich von Tieren und Tierprodukten zu ernähren: Dort, wo die klimatischen Verhältnisse und die längere Sonneneinstrahlung für ausreichenden Pflanzenwuchs und damit für pflanzliche Nahrung sorgten, war es nicht nötig, sich von Milch(produkten) zu ernähren. Die Menschen dieser Weltgegenden verloren – ebenso wie die meisten Säugetiere – mit zunehmendem Alter die Fähigkeit, Laktose aufzuspalten. Wo jedoch die Tage kurz und das Klima rau waren oder wo Nahrungspflanzen aufgrund von Wassermangel nur schlecht gediehen, mussten sich die Menschen von Tieren und tierischen Produkten ernähren. Der karge Boden zwang sie oft, als Nomaden zu leben. In solchen Regionen war es ein Selektionsvorteil, wenn man Milch trinken konnte, ohne daran zu erkranken. In diesen Kulturen wurden die Kinder auch nach dem Abstillen weiterhin mit tierischer Milch versorgt, sodass die Aktivität des Enzyms Laktase weiter stimuliert wurde. Kinder, die ständig Laktase bilden konnten, hatten bessere Überlebenschancen.

Evolution und Ernährung

Eine Folge dieser evolutionären Entwicklung ist, dass die verschiedenen Völker ihre Ernährungsweise an ihre Enzymausstattung angepasst haben. So findet man im Mittelmeerraum eine ganz andere Küche als in England, Deutschland oder Skandinavien. In Griechenland, wo etwa 70 Prozent der Bevölkerung laktoseintolerant ist, wird Fetakäse so hergestellt, dass die Laktose durch Mikroben im Rahmen des Fermentationsprozesses weitgehend abgebaut wird. Das Gleiche gilt für andere typisch südländische Käsearten wie etwa Parmesan. Ein in der Türkei hergestellter Kefir oder Joghurt ist in der Regel fetter und laktoseärmer als das gleiche Fermentationsprodukt in Nord- und Mitteleuropa.

In nördlichen Ländern besteht bei der Verarbeitung von Milchprodukten keine Notwendigkeit, den Fermentationsprozess so zu gestalten, dass das Endprodukt laktosefrei ist, während dies in Regionen mit endemischer Laktoseintoleranz für den wirtschaftlichen Erfolg des Milchprodukts wesentlich ist. Der Laktosegehalt von Käse, der in Dänemark, Deutschland oder Holland hergestellt wurde, ist demnach anders als der von Käse aus dem Mittelmeerraum. Diese Kenntnis ist von besonderer Bedeutung, da mit zunehmender Globalisierung die Herstellung von Nahrungsmitteln »zentralisiert« wird, um die Produkte dann in die einzelnen Länder zu exportieren.

Globalisierung führt zu mehr Laktoseintoleranz

Da bei der Herstellung von Milchprodukten in Deutschland kaum Rücksicht auf die genetischen Gegebenheiten von Mittelmeerrainern genommen wird, die deutschen Milchprodukte aber sehr wohl in diese Länder gelangen, ist damit zu rechnen, dass die klinisch relevanten Laktoseintoleranzen dort in bedeutendem Ausmaß zunehmen werden. Gleichzeitig ist durch den Zuzug von Menschen aus dem Mittelmeerraum in nördliche Länder auch mit einer Zunahme an klinisch relevanten Laktoseintoleranzen in unseren Breiten zu rechnen.

Die Tatsache, dass Milchpulver nun auch nach Indien und China verkauft wird, macht einerseits die Milchprodukte in Europa teurer, andererseits wird es in absehbarer Zukunft zu einer massiven Zunahme von Patienten mit Laktoseintoleranz in Asien führen. War die Laktoseintoleranz früher, als es diese Entwicklung noch nicht gab, eine Normvariante, wird sie heute zu einer Krankheit, die immer öfter behandelt werden muss. Auf diese Weise tragen wirtschaftliche Entwicklungen zur Entstehung neuer Krankheiten und zur Erhöhung der Gesundheitskosten bei.

Histaminintoleranz

Bei der Histaminintoleranz ist das Gleichgewicht zwischen Bildung und Zufuhr von Histamin auf der einen Seite und dem Abbau von Histamin auf der anderen Seite gestört.

Histamin ist eine Substanz, die sowohl im Körper selbst entstehen als auch mit der Nahrung zugeführt werden kann. Histamin ist weder »gut« noch »schlecht« (sonst würde es der Körper gar nicht erst selbst bilden), doch es ist ein sehr wirkungsvoller Botenstoff und kann als solcher heftige Reaktionen im Körper auslösen. Zum Beispiel werden die Beschwerden, die bei einer allergischen Reaktion auftreten, vor allem von Histamin hervorgerufen. Deshalb gibt man bei Allergien auch sogenannte »Antihistaminika«; das sind Medikamente, die die Histaminwirkung blockieren.

Welche Beschwerden können auftreten?

Kommt es aufgrund einer Histaminintoleranz zur Überflutung des Körpers mit Histamin, treten allergieähnliche Symptome auf. Das erste und häufigste Symptom ist der sogenannte »Flush«, das heißt, das Gesicht und der Hals werden schlagartig rot und glühend heiß. Auch Außenstehende bemerken eine deutliche Rötung. Dazu kommen häufig Kreislaufsymptome mit Herzklopfen und Blutdruckabfall sowie Bauchkrämpfe mit explosionsartigem Durchfall (weitere Symp-

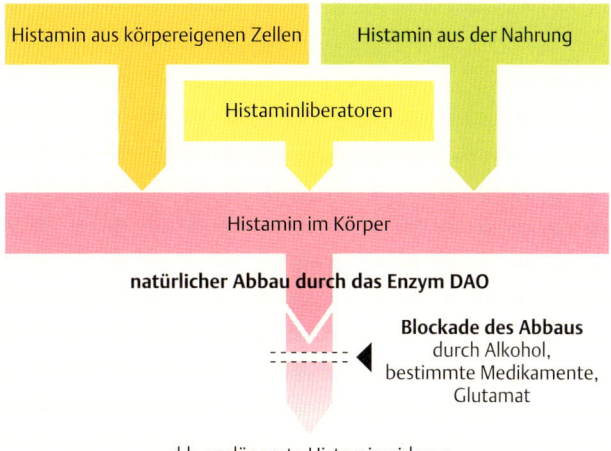

Histamin aus körpereigenen Zellen — Histamin aus der Nahrung

Histaminliberatoren

Histamin im Körper

natürlicher Abbau durch das Enzym DAO

Blockade des Abbaus durch Alkohol, bestimmte Medikamente, Glutamat

d.h. verlängerte Histaminwirkung

▶ Bei der Histaminintoleranz ist das Gleichgewicht zwischen Bildung und Zufuhr von Histamin auf der einen Seite und dem Abbau von Histamin auf der anderen Seite gestört.

tome siehe unten). Den Betroffenen geht es meistens ziemlich schlecht.

Häufige Symptome

- migräneähnliche Kopfschmerzen
- Flush (Erröten nach Alkoholgenuss, vor allem nach Rotwein, Sekt, aber auch Bier)
- Durchfälle und Bauchkrämpfe, manchmal Erbrechen
- niedriger Blutdruck
- Herzrasen
- Juckreiz am ganzen Körper, Nesselausschlag (Urtikaria)
- plötzliches Anschwellen von Lidern, Lippen, Gesicht und Atemnot (hier muss das Angio- oder Quincke-Ödem, Seite 106) abgegrenzt werden, das nichts mit der Histaminintoleranz zu tun hat und auch nicht auf Antihistaminika anspricht)
- allergische Symptome wie »verstopfte« Nase, chronische Nasennebenhöhlenentzündung, gerötete Augen, Räusperzwang, trockener Reizhusten oder Asthma bronchiale
- Unruhe, Schlafstörungen

WISSEN

Experiment zum Histamin-abbau

Als man in einem Experiment an der Universität Innsbruck bei Schweinen das Enzym DAO blockierte und den Tieren dann ein Stück ganz normalen Hartkäse zu fressen gab, starben sie an Kreislaufversagen! Hartkäse enthält viel Histamin, das nach der Enzymblockade ungebremst seine Wirkung entfalten konnte. Dieses Experiment zeigt sehr eindrücklich, wie wichtig ein gut funktionierender Histaminabbau ist.

Patienten mit Histaminintoleranz berichten auffallend häufig, dass sie Röntgenkontrastmittel nicht vertragen (auch nicht die modernen, angeblich besser verträglichen jodfreien Mittel) oder sich unmittelbar nach einer Narkose sehr schlecht gefühlt haben oder sogar erbrechen mussten. Diese beiden Symptome sollten in jedem Fall dazu führen, dass eine weitere Abklärung auf das Vorliegen einer Histaminintoleranz durchgeführt wird.

Glutamatempfindlichkeit

Eine Glutamatempfindlichkeit kann ebenfalls Symptom einer Histaminintoleranz sein. Glutamat findet sich als Geschmacksverstärker in zahlreichen Lebensmitteln. Vor allem vorgefertigte Nahrung aus Asien enthält häufig große Mengen Glutamat, weshalb die dadurch ausgelösten Beschwerden auch als »China-Restaurant-Syndrom« bezeichnet werden. Glutamat hemmt (unter anderem) das Histamin abbauende Enzym Diaminooxidase, kurz DAO. Dadurch kann im Körper vorhandenes Histamin nicht so schnell abgebaut werden und viel stärker wirken.

Medikamente

Nimmt man ein Medikament ein, welches das Enzym DAO blockiert, treten unter Umständen dieselben Symptome auf wie bei einer Histaminintoleranz. Vor allem Schmerzmittel können eine Histaminintoleranz auslösen oder verschlechtern. Typischerweise erleben die betroffenen Personen diese Reaktion als »Unverträglichkeit« von gewissen Schmerzmitteln, doch wenn sie beim Allergologen eine entsprechende Austestung machen lassen, findet sich kein Hinweis auf eine »Allergie« gegen das betreffende Medikament.

Eine Histaminintoleranz feststellen

Wenn der Arzt die Diagnose Histaminintoleranz stellt, stützt er sich dabei hauptsächlich auf die Beobachtungen und die Beschwerden des Patienten. Die oben aufgezählten Symptome werden vor allem von Alkohol, Thunfisch, Salami, Parmesan, Sauerkraut und anderen »gereiften« (oder aber verdorbenen) Lebensmitteln ausgelöst. Auch das Auftreten von Beschwerden nach einer Narkose bzw. nach der Verabreichung von Röntgenkontrastmittel ist ganz typisch für eine Histaminintoleranz.

Weitere Hinweise sind Unverträglichkeit von Geschmacksverstärkern (Glutamat, das in vielen asiatischen Gerichten, aber auch in Fertigsuppen, Fertigsaucen und abgepackten Gewürzmischungen enthalten ist) sowie Unverträglichkeit von Nahrungsmitteln, die Histamin freisetzen (Histaminliberatoren, zum Beispiel Erdbeeren oder Tomaten). Histaminliberatoren enthalten selbst kein Histamin, können aber körpereigenes Histamin freisetzen. Dadurch kann es zu pseudoallergischen Erscheinungen kommen.

Mögliche Untersuchungen

Patienten mit Histaminintoleranz diagnostizieren sich oft selber eine Nahrungsmittelallergie. Werden sie dann beim Allergologen ausgetestet, fallen die Tests jedoch regelmäßig negativ aus. Leider gibt es bislang keine Tests, die eine Histaminintoleranz eindeutig nachweisen. Bestimmte Untersuchungen können die Verdachtsdiagnose »Histaminintoleranz« jedoch erhärten. Dazu zählen:

- Niedrige Aktivität der Diaminooxidase (DAO) im Blut. Allerdings können die DAO-Spiegel stark variieren, und ein normaler DAO-Spiegel schließt eine Histaminintoleranz nicht aus.

- Hohe Histaminspiegel. Dabei ist zu beachten, dass Histamin sehr instabil ist und unmittelbar nach der Blutabnahme bestimmt werden sollte. Hier gibt es durch zu lange Transportwege oft unzuverlässige Laborwerte.

- Starke Reaktion auf die Positiv-Kontrolle im Prick-Test (Seite 57). Bei der allergologischen Untersuchung werden in der Regel Prick-Tests durchgeführt. Dabei wird immer eine Positiv-Kontrolle mit Histamin durchgeführt. Fällt die Reaktion auffallend stark aus und hält die Reaktion über 40 min an, so ist das ein weiterer Hinweis auf eine Histaminintoleranz, aber noch kein Beweis.

In jedem Fall muss eine komplette allergologische Abklärung durch einen damit erfahrenen Arzt (Allergologen) erfolgen, bevor die Diagnose »Histaminintoleranz« gestellt wird. Nicht selten stellt sich bei einer eingehenden allergologischen Untersuchung heraus,

WISSEN

Was besagt der Tryptasewert?

Tryptase kann im Blut bestimmt werden und gibt gewissermaßen Auskunft darüber, ob die Mastzellen (das sind die hauptsächlichen Histaminproduzenten im Körper) gerade sehr aktiv sind. Bei einer akuten allergischen Reaktion können die Tryptasewerte erhöht sein. Wenn sie aber ständig erhöht sind (bei wiederholten Messungen), so deutet dies auf eine Vermehrung der Mastzellen im Körper hin. Dieses Krankheitsbild wird als **Mastozytose** bezeichnet, es geht ebenfalls oft mit klinischen Zeichen einer Histaminintoleranz einher.

dass es sich nicht um eine »Pseudoallergie«, sondern um eine echte Allergie handelt, bei der nur das betreffende Allergen noch nicht gefunden wurde.

Vorsicht mit Selbsttests!

Vermutet man eine Histaminintoleranz, so sollte man auf keinen Fall einen Selbsttest in Form eines »Provokationstests« durchführen. Man kann aber über einige Tage einen H1-Blocker (Antihistaminikum Seite 104) und einen H2-Blocker zu sich nehmen und beobachten, ob bzw. welche Symptome damit zum Verschwinden gebracht werden und ob eine allgemein bessere Verträglichkeit der Nahrungsmittel erreicht werden kann.

Kommt es zu einer Besserung, so liegt mit großer Wahrscheinlichkeit entweder eine bisher unerkannte Nahrungsmittelallergie oder aber eine Histaminintoleranz vor. In jedem Fall sollte man dann einen Arzt aufsuchen.

Die Histaminintoleranz behandeln

Die Behandlung der Histaminintoleranz zielt darauf ab, das Gleichgewicht von Histaminzufuhr und Histaminabbau wiederherzustellen. Das bedeutet, dass Histamin nicht unter allen Umständen gemieden werden muss. Man kann entweder
- die Histaminzufuhr und die Histaminfreisetzung verringern oder
- den Abbau des Histamins beschleunigen oder
- die Histamin*wirkung* mit Medikamenten blockieren oder
- die Histamin*freisetzung* mit Medikamenten blockieren.

Nicht alle Betroffenen sprechen auf jede Maßnahme gleich gut an, sodass jeder Betroffene »seine« Therapie am besten selber herausfindet. Manchmal ist auch eine Kombination von mehreren Maßnahmen notwendig, manch-

mal hilft leider gar nichts. Dann liegt möglicherweise eine Empfindlichkeit gegen andere biogene Amine (siehe Tabelle Seite 101) vor, wie zum Beispiel Tyramin, das sich typischerweise im Rotwein befindet. Bevor man mit einer der genannten Therapien beginnt, müssen Krankheiten, die zu einer vermehrten Histaminbildung oder Histaminfreisetzung führen (zum Beispiel Mastozytose, Allergien), durch einen Arzt ausgeschlossen werden.

Was sind biogene Amine?

Biogene Amine entstehen im Stoffwechsel aus Aminosäuren. Einige von ihnen haben wichtige Aufgaben als Gewebshormone oder Neurotransmitter (Botenstoffe im Nervensystem). Beispiele für biogene Amine finden Sie in der Tabelle auf Seite 101.

Verringern Sie die Histaminzufuhr

Histamin in der Nahrung geht meist auf bakterielle Verunreinigungen von Nahrungsmitteln zurück. Bakterien brauchen Eiweiß (Fisch, Fleisch, Käse etc.), um Histamin produzieren zu können. Jedes Eiweiß enthält unter anderem die Aminosäure Histidin, und

Beispiele für biogene Amine

Aminosäuren	biogene Amine	Funktion oder Vorkommen
Tyrosin	Tyramin, Dopamin, Noradrenalin, Adrenalin	Neurotransmitter, Gewebshormone
Tryptophan	Tryptamin, Serotonin, Indol-amin	Neurotransmitter, Gewebshormone, bakterielle Abbauprodukte
Histidin	Histamin	Neurotransmitter, Gewebshormon
Glutaminsäure	Gamma-Aminobuttersäure	Neurotransmitter
Lysin	Cadaverin	bakterielles Abbauprodukt

aus dieser Substanz stellen die Bakterien das Histamin her. Histamin in Nahrungsmitteln ist so gesehen immer auch Ausdruck von Verderb. Denn je länger ein Fisch oder ein Steak bei Zimmertemperatur liegt, desto länger haben die darauf befindlichen Bakterien Zeit, Histamin zu bilden.

Das ist auch der Grund, warum viele Menschen mit Histaminintoleranz so verzweifelt sind: Sie verstehen nicht, warum sie ein bestimmtes Nahrungsmittel manchmal nicht vertragen (zum Beispiel im Restaurant) und manchmal problemlos essen können (zum Beispiel, wenn sie es selbst zubereitet haben).

Bei manchen Nahrungsmitteln gehört ein Reifungsprozess zum normalen Herstellungsprozess. So müssen Salamis und viele Käsesorten »reifen«, um den charakteristischen Geschmack zu erhalten. Solche Reifungsprozesse laufen ganz ähnlich ab wie der Verderb, sodass auch hier sehr viel Histamin gebildet werden kann, je nachdem welche Bakterien dazu verwendet werden. In gereiften Alkoholsorten, wie etwa Sekt, können so ebenfalls beträchtliche Histaminkonzentrationen entstehen. Manche Sekthersteller haben dies erkannt und versuchen, Histamin im Rahmen des Herstellungsprozesses aus dem Sekt zu entfernen.

WISSEN

Wann ist Thunfisch problematisch?

Thunfisch wird in den meisten Lebensmitteltabellen als stark histaminhaltiges Nahrungsmittel geführt. Doch es ist nicht der Fisch an sich, der viel Histamin enthält, vielmehr hängt der Histamingehalt von der Fangart und der Art der Verarbeitung ab. Thunfisch wird normalerweise auf hoher See gefangen. Dabei sind die Fischkutter oft tagelang unterwegs, und der tote Fisch wird erst in der weiterverarbeitenden Fischfabrik von seinen Gedärmen befreit. Ist der Fisch in der Zwischenzeit nicht ausreichend gekühlt worden, haben die Bakterien tagelang Zeit, vom Darm in das Fischfleisch zu gelangen, dort das Muskeleiweiß zu zersetzen und dabei Histamin zu bilden. Histamin aber wird bei der weiteren Verarbeitung nicht entfernt und kann auch durch Kochen nicht zerstört werden, sodass es in der Konservendose erhalten bleibt, auch wenn die Bakterien in der Zwischenzeit schon längst abgetötet wurden.

Koscher und helal = histaminarm

Interessanterweise führen die Ernährungsregeln von Juden und Muslimen zu einer histaminarmen Ernährung. Die Bedeutung der Histaminreduktion dürfte den Menschen, die diese religiös begründeten Regeln befolgen, jedoch nicht bekannt sein.

Als man Lebensmittel noch nicht kühlen konnte, war es vor allem in warmen Regionen von überlebenswichtiger Bedeutung, das Bakterienwachstum auf Nahrungsmitteln möglichst klein zu halten. Das stark eisen- und eiweißhaltige Blut ist ein idealer Nährboden für Bakterien. In biblischen Zeiten war es deshalb sinnvoll, das Fleisch möglichst blutleer zu bekommen, weil es damit haltbarer wurde (auch verringerte sich so die Gefahr der Bildung von biogenen Aminen, wie zum Beispiel Histamin). Beim Schächten treibt das noch schlagende Herz des Tieres das Blut bis auf den letzten Tropfen aus dem Körper.

Die Trennung von Milch und Fleisch in der jüdischen Küche war in Zeiten schwieriger Hygiene ebenfalls höchst sinnvoll. Frischmilch ist fast immer mit Stuhlkeimen kontaminiert, die besonders gut darin sind, aus Histidin Histamin herzustellen. Gelangen Stuhlkeime aus der Milch auf das Fleisch, steigt die Wahrscheinlichkeit, dass es verdirbt und ungenießbar wird.

Auch die Regel, dass Meerestiere ohne Wirbelsäule (Muscheln, Tintenfische etc.) nicht gegessen werden dürfen, kann in einem Zusammenhang mit der Histaminbildung gesehen werden. Tiere mit Wirbelsäule kann man leicht ausnehmen, bei den anderen muss der Darm im Tier verbleiben. Die Darmbakterien aber wandern durch die Darmwand in das umgebende Gewebe und bilden dort Histamin. Wenn der Fang nicht sofort gekühlt wird, können enorme Mengen Histamin entstehen, die schon bei gesunden Menschen ohne Histaminintoleranz zu deutlichen Vergiftungserscheinungen führen (»Fischvergiftung«). Die Tatsache, dass es für diese Art der Nahrungsmittelunverträglichkeit sogar eine eigene Bezeichnung gibt, zeigt, wie oft eine Vergiftung mit biogenen Aminen oder einfach nur mit Histamin vorgekommen sein mag.

Helfen Lebensmitteltabellen?

In der Zwischenzeit gibt es im Internet unzählige Tabellen mit Angaben zum Histamingehalt von verschiedenen Nahrungsmitteln. Davor möchte ich warnen, da man zum Histamingehalt von Nahrungsmitteln eigentlich keine seriösen Angaben machen kann, zumal er sich stündlich ändern kann. Natürlich gibt es Nahrungsmittel, die allein aufgrund ihres Produktionsprozesses reichlich Histamin enthalten müssen (Salami, Parmesan, Sekt, Prosciutto, Sauerkraut etc.). Dabei handelt es sich aber nur um sehr wenige Lebensmittel.

Mehr als einmal saßen Patientinnen weinend in meiner Sprechstunde, weil ihnen wegen der Histaminintoleranz so viele Nahrungsmittel verboten wurden, dass sie nicht mehr wussten, was sie essen sollen. Im Internet werden Hunderte »verbotener« Lebensmittel aufgelistet, die aber bei Histaminintoleranz ohne Weiteres gegessen werden können. Im Prinzip kommt Histamin in jedem eiweißhaltigen Lebensmittel (und das sind so gut wie alle) in unterschiedlicher Menge vor. Das Lebensmittel muss aber deshalb noch lange nicht gemieden werden.

Dazu kommt, dass die meisten Urheber solcher Tabellen nicht einmal wissen, wer den Histamingehalt bestimmt hat und wie die Bestimmung erfolgte. Selbst renommierte Buchautoren können einem keine Auskunft geben, wenn man nachfragt, wo der Histamingehalt der aufgelisteten Lebensmittel bestimmt wurde, oder sie verweisen auf eine Lebensmitteluntersuchungsanstalt. Und wenn man dort anruft, kann sich niemand erinnern, wer diese Bestimmungen jemals durchgeführt haben soll.

Also nehmen Sie die histaminarme Diät nicht ganz so ernst und lassen Sie sich nicht verrückt machen. Bevor Sie sich eine Essstörung zuziehen, gehen Sie lieber zu Ihrem Hausarzt und lassen Sie sich ein Antihistaminikum verschreiben. – Dann können Sie unbekümmert wieder alles essen. Sollten die Beschwerden trotzdem weiter bestehen, ist die Wahrscheinlichkeit groß, dass Sie gar nicht an Histaminintoleranz leiden, sondern ein anderes Problem haben.

Die Histaminfreisetzung gering halten

Neben dem von Bakterien gebildeten Histamin in der Nahrung gibt es auch Nahrungsmittelbestandteile, die selbst kein Histamin enthalten, aber dazu führen, dass im menschlichen Körper befindliches Histamin freigesetzt wird. Solche Nahrungsmittelbestandteile nennt man Histaminliberatoren; sie tauchen gewöhnlich in keiner Tabelle histaminhaltiger Lebensmittel auf.

Leider gibt es bislang kaum gezielte Untersuchungen, welche Substanzen dazu führen bzw. beitragen können, Histamin aus Körperzellen (Mastzellen) freizusetzen. Reizdarmpatienten haben mehr histaminhaltige Mastzellen im Darm als andere Menschen. Ihnen bekommen daher große Mengen an Nahrungsmitteln mit histaminfreisetzender Wirkung besonders schlecht.

Am bekanntesten sind Erdbeeren, die oft für allergische Reaktionen verantwortlich gemacht werden, obwohl gar keine Allergie vorliegt. Einige Abbauprodukte aus Milcheiweiß (Casein) und dem Klebereiweiß des Mehls (Gluten) setzen ebenfalls Histamin aus Mastzellen frei. Diese Wirkung von Casein- und Glutenabbauprodukten ist bisher noch wenig bekannt und wird deshalb auch von Ärzten regelmäßig übersehen.

Wenn Sie unter einer Histaminintoleranz leiden, sollten Sie bei der Ernährung vor allem folgende Punkte beachten:

- Nehmen Sie nur frische Nahrung zu sich! Auch wenn Restaurantbesitzer und Gastgeber versprechen, dass alles frisch zubereitet wurde, ist Vorsicht geboten. Es ist aus logistischen Gründen nicht möglich, Nahrungsmittel für eine große Zahl von Menschen vorzubereiten, ohne dass diese Nahrungsmittel »gelagert« werden. Lagerung in Kühlräumen vermindert zwar die Histaminbildung, bringt sie aber nicht zum Stillstand.
- Verzichten Sie auf »gereifte« Nahrungsmittel. Salami und Käse enthalten so gut wie immer größere Mengen Histamin, da es kaum Hersteller gibt, die das entstandene Histamin entfernen können.
- Trinken Sie keinen Alkohol. Jeder Alkohol, egal welcher Herstellungsart, blockiert das Enzym DAO. Bei einigen Alkoholarten, insbesondere bei Rotwein und Sekt, kommt noch Histamin dazu.
- Vermeiden Sie Nahrungsmittel mit histaminfreisetzender Wirkung, wie Erdbeeren, Tomaten, Gluten aus Mehl, Casein aus Milchprodukten, Ananas, Kakao, Schalentiere, Alkohol sowie bestimmte Schmerzmittel (Opiate und nichtsteroidale Antirheumatika).

103

- Vermeiden Sie Lebensmittel mit DAO-blockierender Wirkung, wie glutamathaltige Zubereitungen (das heißt die meisten Fertigprodukte, Knabbereien und Gewürzmischungen) und ebenfalls solche, die Alkohol enthalten.

Den Histaminabbau beschleunigen

Das Enzym DAO (Diaminooxidase) ist für den raschen Abbau von Histamin im Darm und in der Blutbahn zuständig. Dies geschieht im Normalfall innerhalb von Sekunden. Wenn Sie die Zufuhr von DAO-blockierenden Substanzen (Alkohol, Medikamente) vermeiden, kann der Histaminabbau deutlich verbessert werden.

Es gibt auch ein Nahrungsergänzungsmittel, welches DAO enthält und so eine Enzymersatztherapie möglich macht (Daosin® ist in Deutschland, Österreich und der Schweiz erhältlich). Dabei nimmt man zu Beginn einer Mahlzeit eine Kapsel Daosin® ein. Dieses Nahrungsergänzungsmittel ist für viele Patienten mit leichter Histaminintoleranz hilfreich, für Patienten mit ausgeprägter Histaminintoleranz reicht es in der Regel jedoch nicht aus. Die oben geschilderten Bedenken gegen eine Enzymtherapie (Seite 78) gelten natürlich auch für eine Therapie mit DAO-Präparaten.

Die gelegentliche Anwendung ist aber nicht als besonders risikoreich anzusehen.

Der Vorteil der Enzymersatztherapie liegt darin, dass Wirkungen sowohl auf H1- als auch H2-Histaminrezeptoren vermindert werden (siehe unten). Der Nachteil: Sie wirkt nur prophylaktisch, also wenn das Enzym vor dem Essen zugeführt wird. Sind die histaminvermittelten Symptome bereits vorhanden, kann man mit der Zufuhr von DAO keine Besserung erreichen.

In entsprechenden Internetforen ist immer wieder von einem anderen Histamin abbauenden Enzym die Rede, der Histamin-N-Methyltransferase (HNMT). Doch die HNMT befindet sich hauptsächlich in den Zellen (intrazellulär) und hat nach dem jetzigen Kenntnisstand wenig bis gar nichts mit den klinischen Beschwerden zu tun, die bei Histaminintoleranz auftreten.

Histaminblocker (Antihistaminika) verwenden

Eine weitere Möglichkeit, die überschießende Wirkung von Histamin auszugleichen, ist die Einnahme von Antihistaminika. (Wenn der Arzt von »Antihistaminika« spricht, meint er in der Regel antiallergisch wirkende Medikamente.)

- H1-Blocker werden vor allem zur Behandlung von Allergien verwendet. Man nennt sie deshalb auch oft Antiallergika. H1-Blocker können auch benutzt werden, um bei sich selber festzustellen, ob eine Histaminintoleranz wahrscheinlich ist oder nicht. Antiallergika sind in der Regel nicht frei verkäuflich und müssen vom Arzt verschrieben werden.

- Bei H2-Blockern denken Ärzte meistens nicht an die Behandlung von histaminvermittelten Symptomen, weil diese Medikamentengruppe früher zur Behandlung von Magengeschwüren verwendet wurde. Mit dem Einsatz der viel wirksameren Protonenpumpen-Blocker und dem Ablauf des Patentschutzes auf die H2-Blocker sind diese leider in Vergessenheit geraten. Sie haben aber in der Behandlung der Histaminintoleranz nach wie vor einen wichtigen Stellenwert, vor allem wenn nach dem Verzehr von histaminhaltigen oder histaminfreisetzenden Speisen Sodbrennen und Verdauungsstörungen auftreten.

- H3-Blocker werden von den Ärzten meistens nicht wegen ihrer histaminblockieren-

den Wirkung verwendet, sondern weil sie beruhigend wirken. Sie gelten als Psychopharmaka. Bei Patienten mit Histaminintoleranz, die vor allem unter innerer Unruhe (agitierte Depression) oder Schlafstörungen leiden, sind diese Medikamente oft sehr hilfreich. Sie führen meist auch zur Gewichtszunahme, weshalb sie gut bei einem mit Histaminintoleranz einhergehenden Untergewicht eingesetzt werden können.

Die Histaminfreisetzung hemmen

Wenn nur bestimmte Organsysteme (Darm, Bronchien, Nase oder Augen) von der vermehrten Histaminfreisetzung betroffen sind, gibt es die Möglichkeit einer »örtlichen« Therapie mit Histaminfreisetzungshemmern, die die Freisetzung oder die Wirkung von Histamin im Körper blockieren. Dazu gehören Dinatriumchromoglykat (DNCG) oder ähnliche Substanzen. Histaminintolerante, bei denen die Darmbeschwerden überwiegen, können in Deutschland auf das Medikament Colimune® zurückgreifen.

Der Vorteil von Histaminfreisetzungshemmern liegt darin, dass sie alle Histaminwir-

kungen (H1-, H2- und H3-Wirkung) vermindern. Da sie nicht resorbiert werden, sind sie relativ nebenwirkungsarm. Der Nachteil ist, dass es durch die fehlende Resorption zur keiner Neutralisierung der systemischen (endogenen) Histaminwirkung kommt. Der systemisch, also im ganzen Körper wirksame Degranulationshemmer Ketotifen (Zaditen®) dagegen hat den Vorteil, nicht nur die Ausschüttung von Histamin, sondern auch die von anderen Substanzen zu hemmen, die aus Mastzellen freigesetzt werden. Ketotifen wird deshalb gerne bei Mastozytose oder bei Verdacht auf ein »biogenes Aminsyndrom« angewendet.

Keine Besserung trotz Diät?

Viele Nahrungsmittelunverträglichkeiten werden der Histaminintoleranz zugerechnet, obwohl sie gar nichts damit zu tun haben.

Dazu gehören vor allem echte Allergien, aber auch toxische Wirkungen oder Überempfindlichkeiten gegenüber anderen Substanzen, wie zum Beispiel

- Sulfite (häufig enthalten in Fertigprodukten, Wein, Bier, Sekt, Balsamico-Essig) und Zusatzstoffe mit den E-Nummern E220–E228. Das Leitsymptom bei den Betroffenen ist die Unverträglichkeit von Balsamico-Essig, dieser führt ziemlich bald nach der Einnahme zu rinnender und/oder verstopfter Nase.

- Salizylate (Vorkommen in Ananas, Aprikosen, Datteln, Zitrusfrüchten, Honig, Beeren, Trauben/Rosinen, Oliven, Nüssen, Gewürzen, Senf, Fertiggerichten, Saucen, Tomaten, Farbstoffen, etwa von Gummibärchen) und die E-Nummern E210–E212. Typisch sind eine Unverträglichkeit von Aspirin oder anderen Schmerzmitteln aus der Gruppe der nichtsteroidalen Antirheumatika (NSAR) sowie chronische Nasennebenhöhlenentzündungen.
- Konservierungsmittel, wie zum Beispiel Benzoesäure (Essiggurken). Die massenhafte Verwendung von Konservierungsmitteln führt zu einer Zunahme der Nahrungsmittelunverträglichkeiten. Dazu kommen noch die viel gepriesenen Antioxidanzien (fast alle Konservierungsmittel sind Antioxidanzien!), die immer häufiger in der Lebensmittelherstellung eingesetzt werden. Sie scheinen über die vermehrte Bildung von Leukotrienen zu Unverträglichkeitsreaktionen zu führen. Leukotriene sind körpereigene Stoffe, die entzündliche bzw. allergische Reaktionen vermitteln (sogenannte Mediatoren).
- Lektine (Seite 116). Lektine sind natürliche Bestandteile in Nahrungsmitteln. Sie führen oft zu schweren Unverträglichkeitsreaktionen, die mit der Histaminintoleranz verwechselt werden können. Dazu gehören Unverträglichkeitsreaktionen gegenüber den Lektinen von Weizen (WGA), Erbsen (PSA), Linsen (LCA), Erdnüssen (PNA), Bohnen (PHA), Tomaten (LEA), Kartoffeln (STA), Jackfrüchten (JAC), Rizinusöl (RCA), Sojabohnen (SBA), Pilzen (ABL), Schnecken (HPA) und anderen mehr. Manche dieser Lektine sind hitzelabil und werden durch Kochen zerstört. Beispielsweise sind rohe Bohnen giftig, gekochte aber nicht. Rohkost ist also nicht immer wirklich gesund!

Das Angio- oder Quincke-Ödem

ist ein Krankheitsbild, das gewisse Ähnlichkeiten mit der Histaminintoleranz hat und auch nur den Darm betreffen kann. In Analogie zur Histaminintoleranz könnte man es als »Bradykininintoleranz« bezeichnen.

Bradykinin wirkt ähnlich wie Histamin, nur etwa 1000-mal stärker. Typischerweise kommt es zu einem attackenartigen Verlauf mit Bauchkrämpfen und anderen allergieähnlichen Symptomen. Auf der Haut zeigt sich oft ein nesselartiger Ausschlag, der aber nicht juckt. Die Attacken sprechen nicht auf die üblicherweise eingesetzten Medikamente an, insbesondere nicht auf Antihistaminika. Die Behandlung dieser Krankheit gehört in die Hand eines erfahrenen Arztes bzw. eines darauf spezialisierten Zentrums.

Gluten- und Getreideunverträglichkeiten

Die meisten Unverträglichkeitsreaktionen auf Brot und Getreide werden wahrscheinlich durch Gluten hervorgerufen. »Gluten« ist ein Sammelbegriff für verschiedene Bestandteile des sogenannten Klebereiweißes, das für die Backfähigkeit der Brotgetreide verantwortlich zeichnet.

Die Eiweißbestandteile der verschiedenen Getreidearten werden in Albumine, Globuline, Prolamine und Gluteline unterteilt. In den verschiedenen Getreiden haben die Prolamine und Gluteline wiederum unterschiedliche chemische Eigenschaften und werden deshalb auch unterschiedlich bezeichnet (siehe Tabelle). Bei der Zöliakie (einheimische Sprue) ist Gliadin (umgangssprachlich auch als Gluten bezeichnet) als Auslöser der Krankheit erkannt und allgemein akzeptiert. Die Zöliakie oder einheimische Sprue ist zweifellos die bekannteste Form der Glutenunverträglichkeit. Daneben gibt es aber noch eine Gliadin-Überempfindlichkeit, ein »glutensensitives Reizdarmsyndrom« sowie Unverträglichkeitsreaktionen auf andere Getreidebestandteile.

Zöliakie (einheimische Sprue)

Bei Menschen, die unter Zöliakie leiden löst der Glutenbestandteil Gliadin in der Dünndarmschleimhaut immunologische Reaktionen aus, die zu einer chronischen Entzündung und Schädigung der Schleimhaut führen. Im Lauf der Zeit bilden sich die Darmzotten zurück, damit wird die Resorptionsfläche kleiner, und es tritt ein Mangel an Verdauungsenzymen, wie zum Beispiel der Laktase, ein. Deshalb leiden Zöliakiepatienten – solange sie unbehandelt sind – fast immer auch unter Laktoseintoleranz.

Eiweißbestandteile in verschiedenen Getreidesorten (nach Berlitz et al.)

	Getreideart	Albumin	Globulin	Prolamin	Glutelin
Bei Glutenempfindlichkeit nicht geeignet	Weizen, Dinkel	Leukosin	Edestin	Gliadin	Glutenin
	Roggen			Secalin	Secalinin
	Gerste			Hordein	Hordenin
	Hafer			Avenin	Avenalin
Bei Glutenempfindlichkeit geeignet	Mais			Zein	Zeanin
	Hirse			Kafirin	
	Reis			Oryzin	Oryzenin

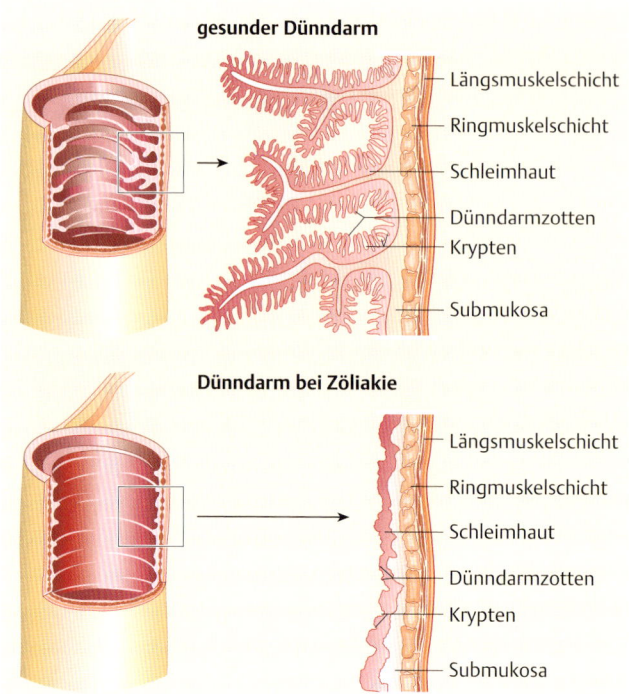

◄ Bei der klassischen Zöliakie sind die Dünndarmzotten stark atrophiert (abgeflacht).

Vor einigen Jahren galt die Zöliakie noch als typische Kinderkrankheit und wurde nur bei etwa einem von 1 000 Einwohnern diagnostiziert. Heute wird die Diagnose Zöliakie bei etwa 10–20 von 1 000 Einwohnern und häufig auch bei Erwachsenen gestellt. Die rasante Zunahme der Erkrankungszahlen ist wahrscheinlich auf die höheren Glutengehalte der neueren Weizensorten zurückzuführen. Gleichzeitig werden immer größere Mengen Brot, Pasta und andere mehlhaltige Nahrungsmittel verzehrt.

Welche Beschwerden treten auf?

Bei der Zöliakie sind die Symptome sehr unterschiedlich. Manche Patienten weisen kaum Symptome auf bzw. haben keine Beschwerden, die sie als solche wahrnehmen

(sogenannte »stille Zöliakie«). Andererseits gibt es Verlaufsformen, bei denen Kinder unter schwersten Gedeihstörungen leiden und Erwachsene alle Symptome eines Malabsorptionssyndroms haben. Die Erfahrungen mit meinen Patienten zeigen aber, dass keineswegs nur Verdauungsbeschwerden wie Reizdarmsyndrom, Bauchschmerzen, Durchfall und/oder Verstopfung auftreten, sondern auch Beschwerden, die man normalerweise nicht mit der Nahrung in Zusammenhang bringt, zum Beispiel Müdigkeit und Konzentrationsstörungen nach dem Essen, Depressionen, Bewegungsstörungen, Unfruchtbarkeit und Infektanfälligkeit. Darüber hinaus findet man häufig einen Mangel an Vitaminen (A, D, E, K, Biotin) und Spurenelementen (Eisen, Zink, Kupfer). Die Symptome, die bei einer Zöliakie vorkommen können, sind in der folgenden Tabelle zusammengefasst.

Zöliakie: Symptome und Folgekrankheiten

Zöliakie bei Kindern	Bei Kindern äußert sich die Zöliakie vor allem durch Gedeihstörungen, das heißt mangelnde Gewichts- und Größenzunahme.
Symptome bei Erwachsenen	■ Blähungen ■ Durchfall (aber auch Verstopfung) ■ fettige und schmierige Stühle ■ Bauchschmerzen ■ Blutarmut (Anämie) ■ Aphthen (im Mund und im gesamten Verdauungstrakt) ■ Gewichtsverlust (aber auch Übergewicht) ■ Müdigkeit, Leistungsabfall ■ Kopfschmerzen ■ neurospychiatrische Symptome (Depressionen, Gereiztheit, Konzentrationsstörungen, Ataxie etc.) ■ »unerklärlicher« Eisenmangel
Krankheiten, die bei Zöliakie gehäuft vorkommen	■ Fruchtbarkeitsstörungen, Fehlgeburten ■ IgA-Mangel ■ Osteoporose ■ Kardiomyopathie (Herzmuskelerkrankung) ■ Diabetes mellitus Typ 1 (IDDM) ■ Sjögren-Syndrom (eine Autoimmunerkrankung) ■ Schilddrüsenerkrankungen (Hashimoto-Thyreoiditis) ■ neurospychiatrische Erkrankungen (Depressionen, Schizophrenie)
Folgekrankheiten bei Zöliakie	■ kollagene Kolitis ■ intestinale Lymphome ■ Krebserkrankungen (Darm, Speiseröhre etc.)

Wie wird die Diagnose »Zöliakie« gestellt?

Die meisten Ärzte kennen zwar das Krankheitsbild, halten es aber immer noch für eine ausschließlich bei Kindern vorkommende Erkrankung. Das dürfte der Grund sein, warum es vom ersten Symptom bis zur endgültigen Diagnosestellung bei Erwachsenen im Schnitt zehn Jahre dauert. Dass die Diagnose »Zöliakie« bei Kindern in der Regel sehr viel rascher gestellt wird, ist darauf zurückzuführen, dass die entsprechenden Untersuchungen bei Kindern mit Gedeihstörungen oder chronischem Durchfall zur Routinediagnostik gehören.

Antikörperbestimmung

Die Diagnose einer Zöliakie kann einerseits durch Antikörperbestimmung im Blut, andererseits durch die Entnahme von Gewebsproben aus dem Dünndarm erfolgen. Idealerweise werden beide Untersuchungen durchgeführt. Dabei ist es wichtig zu wissen, dass eine vorangegangene glutenfreie Diät die Diagnose verschleiern, ja sogar unmöglich machen kann. Wenn Sie also den Verdacht hegen, an einer Zöliakie zu leiden, sollten Sie unbedingt gleich zum Arzt gehen und ihn zumindest bitten, die entsprechenden Antikörperuntersuchungen vornehmen zu lassen, am besten aber auch gleich eine Gastroduodenoskopie (Darmspiegelung) anzuschließen.

Bei Zöliakie-Verdacht sollten folgende Antikörper-Bestimmungen durchgeführt werden:
- Transglutaminase-Antikörper (TTG-IgA und TTG-IgG)
- Endomysiale Antikörper (EMA), nicht notwendig, wenn die TTG-Antikörper bestimmt werden
- deamidierte Gliadin-Antikörper (Gliaddeams IgA und IgG)
- Retikulin-Antikörper (RETAK, sehr unspezifisch)
- eventuell: Gliadin-IgA-Antikörper (GLIADA)
- eventuell: Gliadin-IgG-Antikörper (GLIADG)

Von diesen Untersuchungen haben die Transglutaminase-Antikörper und die endomysialen Antikörper die höchste Aussagekraft für die Diagnose der Zöliakie. Gliadin-Antikörper haben nur dann eine hohe Aussagekraft, wenn sie vom IgA-Typ sind. Leider sind Patienten mit Zöliakie oft auch nicht in der Lage, genügend IgA-Antikörper zu bilden. Das kann manchmal der Grund für Fehldiagnosen oder »übersehene« Formen einer Zöliakie sein. Aus diesem Grund sollten gleichzeitig mit den Antikörper-Bestimmungen immer auch IgA-Immunglobuline bestimmt werden. Denn wenn ein IgA-Mangel nachgewiesen wird, ist ein negativer Antikörpertiter (Gliadin-, Retikulin-, Transglutaminase-, deamidierte Gliadin- und endomysiale Antikörper jeweils vom IgA-Typ) nicht aussagekräftig!

GLIADA- und GLIADG-Antikörper werden in manchen Zentren nicht mehr bestimmt, da die neueren Antikörper-Bestimmungen (TTG und EMA) eine viel höhere Aussagekraft haben. Allerdings kann eine Typ-III-Reaktion auf Gliadin (Immunkomplexvaskulitis) nur mittels Gliadin-Antikörpern vom IgG-Typ diagnostiziert werden (was leider viele Labors nicht wahrhaben wollen und deshalb die Untersuchung nicht mehr durchführen).

WISSEN

Die stumme und die latente Zöliakie

Neben der klassischen Form der Zöliakie (= Vollbild der Erkrankung) gibt es noch zwei weitere Formen, die vor allem im Erwachsenenalter häufig sind.

Bei der stummen Zöliakie findet der Arzt Veränderungen der Dünndarmschleimhaut und zöliakiespezifische Antikörper im Serum. Die Patienten berichten jedoch über (fast) keine Verdauungsbeschwerden, sodass diese Form der Zöliakie meistens sehr spät diagnostiziert wird.

Die latente Zöliakie äußert sich mit Symptomen, wie sie in der Übersicht auf S. 109 angeführt sind. Meist stehen milde Verdauungsbeschwerden im Vordergrund. Die Untersuchung der Gewebsproben ergibt bei dieser Form der Zöliakie nur eine unvollständige Zerstörung (inkomplette Atrophie) der Darmzotten, und oft werden keine eindeutig positiven Antikörper gefunden. Nach glutenfreier Diät kommt es aber zu einer Rückbildung der Darmzottenatrophie.

Gerade bei dieser Form der Zöliakie sowie bei Zöliakievorstufen ist die Auszählung der sogenannten intraepithelialen Lymphozyten (= IEL) von besonderer Bedeutung. Eine Nachbefundung ist auch bei Gewebsproben möglich, die schon vor langer Zeit entnommen wurden.

Darmspiegelung

Die Darmspiegelung mit Entnahme von Gewebsproben aus dem Dünndarm ist nach wie vor der »Goldstandard« bei der Diagnose einer Zöliakie. Oft ist es notwendig, den endoskopierenden Arzt zu bitten, auch dann mindestens vier Biopsien aus dem Dünndarm zu entnehmen, wenn die Dünndarmschleimhaut auf den ersten Blick »schön« aussieht. In diesem Fall sind die endoskopierenden Ärzte nämlich wenig geneigt, Gewebsproben zu entnehmen und schon gar nicht gleich vier auf einmal. Der endoskopierende Arzt muss außerdem beim Einschicken der Gewebsproben explizit die Auszählung der »intraepithelialen Lymphozyten (IEL)« verlangen, da der untersuchende Pathologe erfahrungsgemäß nur dann die mühsame Auszählung auf sich nimmt, wenn die Anzahl der IEL eindeutig erhöht ist. Damit fallen »grenzwertige« Befunde aber unter den Tisch.

Bitte beachten Sie: All die oben genannten Untersuchungen sollten nach einer mindestens vierwöchigen Phase erfolgen, in der Sie glutenhaltige Nahrungsmittel verzehrt haben (»Glutenbelastung«), also nicht direkt nach einem Selbsttest mit Glutenverzicht, da subtile Zöliakieformen sonst nicht erfasst werden können.

Unter Glutenbelastung versteht man eine glutenhaltige Kost, bei der täglich mindestens 15 Gramm Gluten gegessen werden. Das entspricht der Summe des Glutengehalts von zwei Semmeln, zwei dicken Scheiben Brot und 200 Gramm gekochten Teigwaren.

Es kommt nämlich oft vor, dass Menschen mit einer latenten Zöliakie unbewusst glutenhaltige Speisen vermeiden, weil sie bemerken, dass ihnen diese Nahrungsmittel nicht guttun. In solchen Fällen kommt es zur teilweisen Ausheilung, und der Arzt kann die Diagnose »Zöliakie« nicht mehr mit ausreichender Sicherheit stellen. Nach dem Motto »im Zweifel für den Angeklagten« wird dann trotz minimaler Schleimhautveränderungen, die eigentlich einer Zöliakie zugeordnet werden müssten, die Diagnose »in den Grenzen der Norm« gestellt.

Die glutenfreie Diät

Die Therapie der Zöliakie ist bisher am besten untersucht und besteht darin, die Glutenaufnahme auf weniger als 10 *Milli*gramm pro Tag zu reduzieren. Dies entspricht einer gluten*freien* Diät. Das heißt: Nahrungsmittel, die Weizen, Roggen, Gerste oder Dinkel enthalten, müssen vollkommen weggelassen werden. Dinkel stellt keine Alternative dar, auch wenn das häufig behauptet wird. Als Ersatz für die gesamten Getreide dienen Kartoffeln, Mais, Reis oder Hirse. Eine Zusammenfassung häufiger glutenhaltiger Nahrungsmittel und Ersatzmöglichkeiten sind in der Tabelle auf der nächsten Seite aufgeführt. Mit dieser Maßnahme werden die meisten, aber nicht alle Betroffenen nach wenigen Wochen bis Monaten beschwerdefrei.

Eine glutenfreie Diät ist in der Regel sehr schwer einzuhalten, sodass im Falle einer echten Zöliakie eine Diätberatung bei speziell dafür geschulten Diätologinnen unbedingt notwendig ist.

Beispiele für das häufigste Vorkommen von Gluten in Nahrungsmitteln

glutenhaltige Nahrungsmittel	glutenfreie Nahrungsmittel
Weizen, Dinkel, Grünkern, Roggen, Gerste, (Hafer)	Reis, Kartoffeln, Hirse, Mais, Buchweizen, Amaranth, Quinoa
Brot, Gebäck	Reiswaffeln, Maiswaffeln
Teigwaren (Nudeln, Ravioli etc.)	Glasnudeln, Reisnudeln, Maisnudeln
Mehl, Gries (aus oben genannten Getreidesorten)	Reismehl, Kartoffelmehl, Maisgries, Polenta
Knödel, Spätzle, Pizzateig	Reis, Kartoffeln, Mais, Hirse
bestimmte mehlhaltige Wurstwaren	Beinschinken
Cremesuppen, gebundene Suppen (Fertigsuppen!), Fertigsoßen	klare (selbst gemachte) Suppen, mit Kartoffelstärke gebundene (selbst gemachte) Saucen
Mehlspeisen, Eis	Obst
Bier	Wein

Ausführlichere Tabellen und Hinweise auf Ersatzprodukte finden Sie in entsprechenden Zöliakie-Ratgebern (siehe Literaturverzeichnis Seite 151)

Wenn die glutenfreie Diät nicht anschlägt

Einige wenige Zöliakiepatienten, die sogenannten »Non-Responder«, haben trotz strikter Glutenbeschränkung weiterhin Beschwerden. Wenn Sie dazugehören, prüfen Sie, inwieweit die folgenden Punkte auf Sie zutreffen:

Diätfehler

Suchen Sie zunächst nach möglichen Diätfehlern und lassen Sie sich dabei (mehrmals) von spezialisierten Diätberatern unterstützen. Die Erfahrung zeigt, dass auch bei gewissenhafter Einhaltung der Diät immer wieder unbewusst Fehler gemacht werden. Diätfehler können oft minimal sein. Gasthaus- und Restaurantbesuche sind sehr oft Grund für übersehene Diätfehler. Auch wenn die Küchenchefs angeben,

glutenfrei zu kochen, zeigt die Erfahrung, dass in Gasthäusern so gut wie nie wirklich strenge Glutenfreiheit – ohne Kontaminationen – eingehalten werden kann. Das Gleiche gilt für Kantinenessen. Auch Fehler durch Kontamination im gemeinsamen Haushalt (Verwendung desselben Toasters für normales und glutenfreies Brot) kann schon für den fehlenden Therapieerfolg ausreichen.

Extreme Glutenempfindlichkeit

Für einzelne Zöliakiepatienten ist das Limit von 10 Milligramm Gluten pro Tag schon zu hoch angesetzt, sie dürfen also wirklich gar kein Gluten zu sich nehmen. In solchen Fällen genügt unter Umständen bereits die Lagerung von glutenfreiem Brot neben normalem,

▲ Die durchgestrichene Ähre kennzeichnet
viele glutenfreie Produkte.

glutenhaltigem Brot, dass die dabei auftretende »Kontamination« den Therapieerfolg verhindert.

Manche Hersteller von glutenfreien Produkten produzieren neben glutenfreien auch glutenhaltige Lebensmittel. Wenn die Geräte bei der Umstellung der Maschinen unzureichend gereinigt werden, kann es ebenfalls zu Glutenkontamination kommen, die bei manchen empfindlichen Patienten die Therapie zunichtemacht. Wenn Sie zu dieser besonders empfindlichen Gruppe von Zöliakiepatienten gehören, sollten Sie nur Lebensmittel von Herstellern kaufen, die ausschließlich glutenfreie Produkte herstellen. (Die meisten Zöliakie-Selbsthilfegruppen haben Listen solcher Hersteller.)

Ich habe aber auch schon Patienten erlebt, die als »Non-Responder« eingestuft wurden, weil sie am Sonntag zur Kommunion gegangen sind. Denn schon die Glutenmenge, die in einer Hostie enthalten ist, führt bei Patienten mit Zöliakie zu einem Nichtansprechen der Therapie. Leider hat die katholische Kirche (trotz Anfragen von Selbsthilfegruppen an

den Vatikan) bisher kein Verständnis für diese Gruppe von Menschen gezeigt und bislang keine glutenfreien Hostien für die Kommunion zugelassen.

Von den fast 400 Zöliakiepatienten, die ich derzeit in meiner Patientenklientel übersehe, gibt es nur zwei Non-Responder. Bei fast allen Patienten, die nicht auf eine glutenfreie Diät angesprochen haben, wurden schlussendlich doch noch Diätfehler gefunden, so dass nach meiner Erfahrung fast alle Zöliaken auf eine glutenfreie Diät ansprechen.

Nach anderen Unverträglichkeiten suchen

Wenn die Therapie trotz wiederholter Diätberatung und penibler Einhaltung der Diät immer noch nicht greift, der »Non-Responder-Status« also anhält, dann muss weiter abgeklärt werden, ob nicht eine andere Nahrungsmittelunverträglichkeit vorliegt. Dabei sollten insbesondere Laktoseintoleranz, Fruktosemalabsorption und Sorbitintoleranz ausgeschlossen werden. Das geschieht mittels Atemtest (siehe Seite 55). Gegebenenfalls muss die Diät entsprechend erweitert werden. Bei Zöliakiepatienten sollte neben dem Laktoseatemtest auch immer eine molekulargenetische Untersuchung auf das Vorliegen einer primären Laktoseintoleranz erfolgen (siehe Seite 86)!

- Laktose wird vielen glutenfreien Backwaren als Backhilfsmittel zugesetzt. Das kann bei manchen Zöliakiepatienten zu Unverträglichkeitsreaktionen führen.
- Sorbit ist ein beliebter Zuckeraustauschstoff in »Reformwaren«, doch etwa 80 Prozent der Normalbevölkerung und auch etwa 80 Prozent der Zöliaken vertragen ihn nicht.
- Leider verwenden die Hersteller von glutenfreien Produkten sehr häufig Eiweißer-

satz aus Erbsenmehl, Milchpulver, Soja-mehl, Lupinenmehl etc. Diese Produkte können bei Zöliakiepatienten wegen ihres Lektingehalts oder aber aufgrund von Kreuzreaktionen bei Allergien die Ausheilung der Darmschleimhaut verhindern und damit zu einer sogenannten »therapiere-fraktären« Zöliakie führen.

Nach anderen Darmerkrankungen suchen

Schließlich findet man als Komplikation der Zöliakie noch chronische Dickdarmentzün-dungen (»mikroskopische« oder »kollage-ne« Kolitis), die nur mittels Koloskopie und Entnahme einer Gewebsprobe diagnostiziert werden kann. Diese Krankheiten bedürfen zusätzlich zur Diät auch noch einer medika-mentösen Therapie.

Kommt es also nach 3–6 Monaten glutenfrei-er Ernährung zu keiner eindeutigen klini-schen Besserung, Normalisierung des Stuhls und der Zottenarchitektur (die endoskopisch nachzuweisen ist), dann sollte unbedingt eine weitere Abklärung auf zusätzliche Nah-rungsmittelunverträglichkeiten oder andere Darmerkrankungen erfolgen.

Glutensensitives Reizdarmsyndrom

Neben dem bekannten und allgemein akzep-tierten Krankheitsbild der Zöliakie gibt es einen ungleich höheren Bevölkerungsanteil mit Beschwerden verschiedenster Art (meis-tens lautet die Diagnose »Reizdarm«, siehe Reizdarmsyndrom Seite 70), die nach einer Reduktion von Gluten in ihrer Ernährung eine dramatische Besserung ihrer Beschwerden er-reichen. Der Zusammenhang zwischen Gluten-reduktion und Verbesserung des Gesundheits-zustands ist so offenkundig, dass ich für diese Patientengruppe die Diagnose »glutensensi-

WISSEN

Gluten als Histaminliberator

Wenig bekannt ist, dass Gluten sowohl bei Patienten mit Histaminintoleranz als auch bei Reizdarmpatienten zu Beschwerden führen kann. Der Grund ist, dass Gluten in Abbauprodukte zerlegt wird, die bestimm-te körpereigene Zellen (Mastzellen) dazu veranlassen, rasch und in großen Mengen Histamin freizusetzen. Diese Histaminfrei-setzung führt dann zu allergieähnlichen Symptomen, selbst wenn gar keine allergi-sche Reaktion stattgefunden hat. Patienten mit Reizdarmsyndrom haben offenbar mehr Mastzellen in der Darmwand als andere Menschen. Deshalb genügen bereits kleine Mengen eines Auslösers (wie zum Beispiel Gluten-Abbauprodukte), um starke Wirkungen hervorzurufen. Eine weite-re Krankheit, bei der Mastzellen in erhöhter Zahl vorliegen, ist die sogenannte systemi-sche Mastozytose; auch hier veranlassen bereits geringe Mengen von bestimmten Nahrungsmittelbestandteilen die Mast-zellen dazu, Histamin auszuschütten, und lösen so erhebliche Beschwerden aus. Bei all diesen Patienten kann Gluten zu einer Verschlechterung der Symptome führen, ohne dass die Betroffenen eine Ahnung haben, woher die Beschwerden rühren.

tives Reizdarmsyndrom ohne Vorliegen einer Zöliakie« geprägt habe, auch wenn der genaue Wirkmechanismus noch im Dunkeln liegt.

Welche Beschwerden treten auf?

Das »glutensensitive Reizdarmsyndrom« stellt kein allgemein anerkanntes Krankheitsbild dar; bei ihm beschränken sich die Symptome auf Reizdarmsymptomatik (Durchfall, evtl. abwechselnd mit Verstopfung, Schmerzen, Blähungen etc.). Die Beschwerden treten vor allem nach dem Verzehr von Brot auf, Teigwaren werden interessanterweise oft besser vertragen. Wie gesagt, beziehen sich diese Symptome lediglich auf eigene Beobachtungen, kontrollierte Studien dazu gibt es noch keine.

Wenn Sie also unter einem oder mehreren der genannten Symptome leiden, kann es sich lohnen, einen Auslassversuch zu machen und alle Speisen, die aus glutenhaltigen Getreidearten hergestellt wurden, für einige Zeit (zum Beispiel zwei Wochen) wegzulassen. Mangelerscheinungen sind nicht zu befürchten, andererseits werden Sie womöglich überrascht sein, wie sich Ihre Lebensqualität verändert.

Diagnose glutensensitives Reizdarmsyndrom

Die Diagnose »glutensensitives Reizdarmsyndrom« kommt weder im ICD-10 Code (= Internationales Diagnoseverzeichnis) noch in anderen Diagnoseschlüsseln vor. Aus schulmedizinischer Sicht ist sie daher eigentlich inkorrekt. Es gibt aber Hinweise, dass Patienten mit Reizdarmbeschwerden, bei denen eine Zöliakie mit Sicherheit ausgeschlossen worden ist, unter Glutenentzug eine deutliche Besserung ihrer klinischen Symptomatik zeigen. Nachdem es für dieses Krankheitsbild keine diagnostischen Hilfsmittel gibt, kann man die Diagnose nur klinisch, zum Beispiel mithilfe eines einfachen Selbsttests (Gluten-Entlastungstest) stellen. Es ist zu beachten, dass auch dieser Test nicht der anerkannten schulmedizinischen Versorgung entspricht.

Mit dem »Gluten-Entlastungstest« können Sie selbst ermitteln, ob Ihre Beschwerden vom Gluten in der Nahrung hervorgerufen werden oder nicht. Dabei dokumentieren und bewerten Sie die Symptome während eines zwei- bis vierwöchigen Zeitraums – einmal mit Gluten (»Belastung«) und einmal unter Glutenentzug. Achten Sie darauf, dass die Bedingungen in beiden Zeiträumen in etwa vergleichbar sind. Das heißt, es sollte nicht eine der Testphasen in Stresszeiten und die andere in eine Erholungszeit (zum Beispiel Urlaub) fallen. Beginnen Sie während dieser Zeit auch nicht mit der Einnahme neuer Medikamente; sonst lässt sich hinterher nicht mehr beurteilen, ob eine Verbesserung der Symptome auf die Einführung des Medikaments oder auf die Diät zurückzuführen ist. Wie der Selbsttest funktioniert, ist in Kapitel »So können Sie sich selbst testen« (Seite 46) beschrieben.

Bitte beachten: Mit einem solchen Auslassversuch kann die Diagnose einer Zöliakie durch den Arzt unmöglich gemacht werden, weil die Symptome aufgrund des Glutenverzichts abklingen, so dass eine Diagnose mittels Gastroskopie und/oder Antikörperbestimmung nicht mehr möglich ist. Deshalb sollte ein solcher Selbstversuch immer erst *nach* einer entsprechenden ärztlichen Abklärung erfolgen (zum Beispiel wenn der Arzt keine Ursache für die vorliegenden Beschwerden gefunden hat).

115

Behandlungsmöglichkeiten

Beim »glutensensitiven Reizdarmsyndrom« hängen die Beschwerden von der Menge des zugeführten Glutens ab. Meist reicht es daher aus, die Glutenzufuhr deutlich zu reduzieren, das heißt eine glutenarme Ernährung anzustreben. Bei der traditionellen Brotherstellung mit Natursauerteig wird Gluten in hohem Ausmaß abgebaut, sodass Brot, welches auf diese Art hergestellt wurde (zum Beispiel Roggenbrot), besser verträglich sein kann. Es ist jedoch zu beachten, dass bei Sauerteig große Qualitätsunterschiede bestehen und in der großindustriellen Brotherstellung meist Sauerteigersatz (»Kunstsauer«) verwendet wird. Teigwaren werden in der Regel von dieser Patientengruppe besser toleriert als Brot, sollten aber auch nicht in größeren Mengen gegessen werden. Hier zahlt es sich aus, ein bisschen zu experimentieren, wie viel Gluten noch vertragen wird. Wichtig: Menschen mit echter Zöliakie sollten hiervon absehen!

Unverträglichkeitsreaktionen auf andere Getreide-Inhaltsstoffe

In der Literatur gibt es immer wieder Berichte, dass außer Gluten auch andere natürliche Inhaltsstoffe im Getreide zu Beschwerden führen können. Beispielsweise enthält die Schale des Getreidekorns verschiedene Substanzen, die Unverträglichkeitsreaktionen hervorrufen können. In welchem Ausmaß die einzelnen Substanzen tatsächlich von klinischer Relevanz sind, kann mit dem derzeitigen Wissensstand nicht sicher beurteilt werden und scheint auch großen individuellen Schwankungen zu unterliegen. Aufgrund der fehlenden Studien sind die von Getreide-Inhaltsstoffen ausgelösten Unverträglichkeitsreaktionen auch unter Medizinern sehr umstritten.

Einige dieser Getreideinhaltsstoffe werden beim Kochen oder Backen zerstört, andere jedoch sind hitzestabil und bleiben selbst im gekochten oder gebackenen Produkt wirksam. Viele dieser Substanzen finden sich in der Schale des Getreidekorns, sodass Weißmehlprodukte häufig besser verträglich sind als Vollkornprodukte.

Unverträglichkeit von Weizenkeimlektin (WGA)

Lektine sind Eiweißstoffe, die u. a. in Getreide und Hülsenfrüchten (Erbsen, Bohnen, Linsen, Soja) vorkommen. Aufgrund ihrer Wirkungen auf die Darmschleimhaut können sie verschiedene Störungen mit sehr unterschiedlichen Symptomen verursachen. Allgemein kann man sagen, wenn Reizdarmbeschwerden (Bauchschmerzen, Durchfall, Blähungen, Stuhlunregelmäßigkeiten etc.) nicht in den Griff zu bekommen sind und alle diagnostischen Maßnahmen, die oben beschrieben wurden, zu keiner zufriedenstellenden Diagnose geführt haben, sollte auch an die Möglichkeit einer Lektinunverträglichkeit gedacht werden.

Besonders problematisch ist das Weizenkeimlektin (WGA). Es steht im Verdacht, entzündliche Darmerkrankungen und Allergien auszulösen bzw. zu verschlechtern. Derzeit gibt es keine Möglichkeit, eine Unverträglichkeit von Weizenkeimlektin mittels Labortest

WISSEN

Was ist das Besondere an Lektinen?

Lektine gehören zu den Glykoproteinen, die man sich als »klebrige« Eiweiße vorstellen kann. Verdauungsenzyme sind meist nicht in der Lage, sie aufzuspalten. Wenn sich Lektine an die Zellen der Darmschleimhaut anlagern, können sie diese durch toxische oder immunologische (entzündliche) Reaktionen schädigen. Manche Lektine (vor allem in Gemüse) werden durch Erhitzen zerstört (etwa das Lektin Phasin in der Gartenbohne), andere sind hitzestabil und verlieren selbst durch die beim Backen entstehende Hitze nichts von ihrer zerstörerischen Wirkung. Diese hängt allerdings auch von der Menge der aufgenommenen Lektine ab. Lektine sind für Insekten giftiger als für den Menschen. Man nimmt deshalb an, dass sie von den Pflanzen gebildet werden, um sich vor Fraßfeinden zu schützen.

Im Darm des Menschen haben Lektine eine stimulierende Wirkung auf das Zellwachstum der Darmschleimhaut. Das beschleunigt einerseits deren Erneuerung (Regeneration), andererseits führt es dazu, dass die Enzymausstattung aufgrund des (zu) raschen Zellwachstums nicht vollständig ist (verminderte Differenzierung). Der Darm sieht dann endoskopisch normal aus, es besteht aber ein Mangel an Enzymen wie Laktase (führt zu Laktoseintoleranz), Diaminooxidase (führt zu Histaminintoleranz), Sucrase-Isomaltase (führt zu Unverträglichkeit von Zucker), alkalischer Phosphatase (kann zu Vitaminmangelzuständen führen) etc. Darüber hinaus können Lektine die bakterielle Besiedelung des Dünndarms massiv beeinflussen und eine Fehlbesiedlung fördern (siehe SIBOS Seite 18).

---

festzustellen. Da das WGA durch Hitze (das heißt durch den Backvorgang) nicht zerstört wird, ist es in Weizenbrot enthalten. Betroffene vertragen also typischerweise kein Brot und kein Gebäck, in dem Weizenmehl verarbeitet ist (Weißbrot, Semmeln, Mischbrot, Vollkornbrot und Kuchen). Reines Roggenbrot hingegen löst keine Beschwerden aus.

Wenn im Selbsttest (Austestung von Weißbrot gegen Roggenbrot) bei Roggenbrot keine Beschwerden auftreten, könnte es sich um eine WGA-Unverträglichkeit handeln. Dabei ist zu beachten, dass gewöhnliches Roggenbrot in der Regel ca. 10 Prozent Weizenmehl enthält. Reines Roggenbrot aus 100 Prozent Roggenmehl ist in Bäckereien nur auf Anfrage erhältlich. Oft weiß der Bäcker aber selbst nicht, ob noch Spuren von Weizenmehl in seinem Roggenbrot enthalten sind, da die Backmehlmischungen meistens vorgefertigt eingekauft

werden. Andere diagnostische Methoden als den Selbsttest gibt es derzeit leider nicht.

Unverträglichkeit von Ballaststoffen

Eine Unverträglichkeit von Ballaststoffen, insbesondere von Vollkornprodukten, kann auf Phytinsäure zurückgehen. Phytinsäure dient vielen Pflanzen als Energie- und Phosphatspeicher. Im Getreide kommt Phytinsäure vor allem in den äußeren Schichten des Getreidekorns – also im Vollkorn – vor. Der Phytinsäuregehalt eines Mehls hängt auch vom Ausmahlungsgrad ab (siehe Tabelle Seite 118). Phytinsäure bzw. deren Salze (Phytate) können im Darm mit zweiwertigen Ionen (zum Beispiel Eisen, Zink, Magnesium, Calcium) komplexartige Bindungen eingehen, wodurch die Aufnahme dieser Mineralstoffe bzw. Spurenelemente gestört wird.

Phytinsäuregehalt in verschiedenen Weizenmehlsorten

Mehltype	Ausmahlungsgrad	Phytat (mg/kg)	Brotsorte
Type 405	55 Prozent	53	Weißbrot
Type 1050	85 Prozent	451	Mischbrot
Vollkornmehl	mind. 92 Prozent	mind. 759	Vollkornbrot

Wie viel Phytinsäure ein Getreideprodukt enthält, hängt von verschiedenen Einflussfaktoren ab. Durch Einweichen, Kochen und Keimen des Getreidekorns und durch eine Teigführung mit Natursauerteig (das heißt durch die Tätigkeit von Mikroorganismen) wird der Phytinsäuregehalt im Getreide deutlich reduziert. Brot, das auf traditionelle Art mit Natursauerteig und entsprechend langer Teigführung (über mehrere Stunden) hergestellt wurde (zum Beispiel Roggenbrot), könnte auch aus diesem Grund besser verträglich sein. Wenn Weißbrot vertragen wird, Vollkornbrot und Vollkornprodukte aber zu Beschwerden führen, könnte es sich um eine Phytinsäureunverträglichkeit handeln. Andere diagnostische Möglichkeiten als der Selbsttest sind derzeit leider nicht möglich.

Enzyminhibitoren

Enzyminhibitoren sind Stoffe, die im menschlichen Verdauungstrakt Enzyme wie Amylasen, Proteasen und Lipasen hemmen. Sie kommen vor allem in der Schale von Getreide vor (Vollkorn), aber auch in Weißmehlprodukten. Einige dieser Inhibitoren sind hitzestabil, werden beim Backen also nicht zerstört. Werden solche Enzyminhibitoren mit Getreideprodukten aufgenommen, kann das Korn nicht mehr richtig verdaut werden.

Folge des unvollständigen Nährstoffabbaus sind Verdauungsbeschwerden (insbesondere Blähungen). Bei Menschen, deren Enzymausstattung grenzwertig bis schlecht ist (zum Beispiel bei Funktionsstörungen der Bauchspeicheldrüse), kann es auch zu Unverträglichkeitsreaktionen kommen, die vor allem dadurch entstehen, dass der nicht verdaute Nahrungsanteil das Wachstum von Bakterien und Pilzen im Darm fördert. Dies führt in weiterer Folge zu einem Fehlbesiedlungssyndrom (siehe SIBOS Seite 18) mit allen dort beschriebenen Beschwerden.

Am sichersten lassen sich solche »Unverträglichkeitsreaktionen« auf Vollkornballaststoffe vermeiden, indem man auf Weißmehl ausweicht. Sind Enzyminhibitoren die Verursacher der Beschwerden, helfen unter Umständen Verdauungsenzyme (zum Beispiel Kreon®), die zu Beginn der Mahlzeit eingenommen werden. Auch hier gilt »Probieren geht über Studieren«, denn es gibt noch keine etablierten klinischen Testverfahren.

Typ-1-Allergien gegen Getreidebestandteile

Der Vollständigkeit halber sollen auch die eher selten vorkommenden echten Allergien gegen Getreidebestandteile erwähnt werden. Wenn der Mediziner von einer **Weizen- bzw. Roggenallergie** spricht, so meint er damit keine der oben angeführten Unverträglichkeitsreaktionen, sondern eine sogenannte allergische Reaktion vom Typ 1.

Am häufigsten findet man eine Allergie gegen Roggenbestandteile (Secale cereale f5), oft als Kreuzreaktion bei einer Gräserpollenaller-

WISSEN

Mykotoxine

Mykotoxine sind Giftstoffe, die von Schimmelpilzen gebildet werden und besonders in den Randschichten des Getreidekorns nachgewiesen werden können. Zu den bekanntesten Vertretern gehören die Aflatoxine und Ochratoxin A. Mykotoxine können Leber- und Nierenschäden verursachen. Sie sind außerordentlich hitzeresistent und werden durch das Backen nicht zerstört. Mykotoxine führen zwar kaum zu akuten Unverträglichkeitsreaktionen, sie sind aber ein weiteres Beispiel dafür, dass Vollkorn nicht unbedingt als gesund angesehen werden darf. Es hatte schon seinen Grund, dass die Menschen in früheren Jahrhunderten viele Anstrengungen unternahmen, um das Korn zu schälen und fein zu mahlen. Erst im letzten Jahrhundert ist die für manche Menschen verhängnisvolle Vorstellung in Mode gekommen, dass die Nahrung reich an Ballaststoffen sein müsse. Auch die Verunreinigung mit Mykotoxinen ist im weißen Auszugsmehl in der Regel geringer als im Vollkornmehl.

gie. Dieses Allergen kommt auch bei Weizen vor, sodass hier eine weitere, differenzierende Abklärung beim Allergologen notwendig ist. Die Gräser-Roggen-Allergie bezieht sich aber nicht auf Nahrungsmittelkomponenten, sondern lediglich auf inhalative Allergene, das heißt Bestandteile, die eingeatmet werden. Wenn Sie unter einer Gräser-Roggen-Allergie leiden, brauchen Sie im Normalfall nicht auf Roggenbrot zu verzichten. Aber Sie sollten nicht selber mit Roggenmehl Brot backen, weil Sie dabei den Mehlstaub einatmen und damit eine allergische Reaktion in den Atemwegen auslösen könnten. Ein anderes Allergen, das eine Typ-1-Reaktion auslösen kann, findet sich im Weizen (Triticum aestivum f4); es zeigt die gleichen Kreuzreaktionen.

Ganz selten gibt es eine **Gliadin-Überempfindlichkeit** (f79). Diese Typ-1-Reaktion ist selbst Ärzten oft nicht bekannt und darf auf keinen Fall mit Zöliakie bzw. den anderen Gluten-Unverträglichkeiten verwechselt werden, da hier schon kleinste Glutenmengen zu allergischen Reaktionen führen können, die bei manchen Betroffenen bedrohliche Formen annehmen. In der Regel kommt es schon nach dem ersten Bissen zu allergischen Erscheinungen im Mund (siehe orales Allergiesyndrom (OAS) Seite 121). Im Allgemeinen sind die Allergene, die zur Typ-1-Reaktion führen hitzestabil, sodass Kochen oder Backen die Verträglichkeit nicht verbessern kann.

Ebenfalls selten, aber oft sehr dramatisch verlaufend ist eine Allergie gegen Omega-5-Gliadin (f416). Wenn sich an den Verzehr glutenhaltiger Nahrungsmittel eine körperliche Belastung anschließt, kann es zu einer »anstrengungsinduzierten Anaphylaxie« (schweren allergischen Erscheinungen während einer Anstrengung) kommen. Dieses Krankheitsbild trägt die Kurzbezeichnung **WDEIA** (*Wheat dependent exercise induced anaphylaxis:* weizenabhängige Anstrengungsanaphylaxie), die Diagnose kann bei entsprechender Vorgeschichte und Symptomatik mittels RAST-Test bestätigt werden. In Analogie dazu gibt es auch eine FDEIA (*Fruit dependent exercise induced anaphylaxis:* obstabhängige Anstrengungsanaphylaxie), bei der die gleichen Beschwerden nach dem Verzehren von Obst und anschließender körperlicher Belastung auftreten.

Nahrungsmittelallergien

Nahrungsmittelunverträglichkeiten werden oft fälschlich als Nahrungsmittelallergien bezeichnet. Deshalb möchte ich noch einen Abschnitt über Nahrungsmittelallergien anfügen und gleichzeitig betonen, dass Nahrungsmittelallergien viel seltener sind als die Unverträglichkeiten und das Gebiet der Nahrungsmittelallergien so groß ist, dass hier nur ein Bruchteil angeführt werden kann.

Über 1000 verschiedene Allergene sind derzeit bekannt, ausgetestet werden meistens nur die 10–50 häufigsten, so dass eine Allergieabklärung so gut wie nie »vollständig« sein kann. Das ist wichtig zu wissen, denn viele Patienten kommen und sagen »ich bin schon auf Allergien getestet worden« und glauben, dass damit eine Allergie ausgeschlossen wurde – was in der Praxis nie 100-prozentig möglich ist.

Was ist eine Allergie, was sind Allergene?

Bei Nahrungsmittelallergien kommt es zu einer Reaktion des Immunsystems auf bestimmte Inhaltsstoffe (Allergene) in Nahrungsmitteln oder in der Luft schwebende Substanzen. Allergene sind die Substanzen, die eine allergische Reaktion auslösen (z. B. Pollen, Schimmelpilzsporen, Milben- und Tierbestandteile, aber auch Nahrungsbestandteile). So werden etwa der Speichel und die Hautschuppen der Hauskatze, Bestandteile von Hausstaubmilben sowie Birken- und Gräserpollen – eigentlich harmlose Fremdstoffe – vom Immunsystem des Allergikers fälschlicherweise als bedrohlich empfunden. Das führt zu einer Kettenreaktion, an deren Ende unter anderem die Ausschüttung des Botenstoffs Histamin steht.

Allergische Beschwerden

Infolge der Histaminausschüttung kommt es zu »allergischen« Beschwerden, körperlichen Reaktionen, die – je nach dem Ort, an dem sie auftreten – ganz unterschiedlich ausfallen.

In den Bronchien ziehen sich Muskelzellen zusammen, das führt zu Husten und/oder Atemnot (Asthma bronchiale), Nasen- und Augenschleimhäute entzünden sich, brennen und schwellen an (allergische Rhinitis und allergische Konjunktivitis, umgangssprachlich: »Heuschnupfen«), im Kehlkopf kommt es zum Anschwellen der Schleimhäute und zu Räusperzwang, in den Nasennebenhöhlen zu chronischer (polypoider) Sinusitis.

Befinden sich die Allergene in Nahrungsmitteln, lösen sie meist weniger die klassischen allergischen Beschwerden wie Asthma, Schnupfen und brennende Augen aus als vielmehr allergische Symptome im Verdauungstrakt: Zunge und Mundschleimhaut brennen und jucken (orales Allergiesyndrom). Werden die Allergene verschluckt, so können sie an verschiedenen Orten des Verdauungs-

WISSEN

Eine Allergie entsteht in zwei Schritten

Die Sensibilisierung erfolgt zunächst unbemerkt beim ersten Kontakt mit dem Allergen, allergische Reaktionen treten erst beim zweiten und allen späteren Kontakten mit dem Allergen auf.

Erster Kontakt = Sensibilisierung

Beim ersten Kontakt mit einem Allergen bildet das Immunsystem T-Helferzellen vom Typ 2 und aktivierte B-Zellen. Unter dem Einfluss von Botenstoffen entwickeln sich die B-Zellen zu Zellen weiter, die IgE-Antikörper produzieren und ins Blut abgeben. Diese

IgE-Antikörper werden auf der Oberfläche von histaminhaltigen Mastzellen gebunden.

Zweiter Kontakt = allergische Reaktion

Zu einer allergischen Reaktion kommt es erst, wenn der Körper erneut mit dem Allergen in Kontakt kommt. Die IgE-Antikörper, die nach dem Erstkontakt gebildet wurden, erkennen das Antigen und halten es fest. Daraufhin setzen die Mastzellen Histamin frei und die allergische Reaktion nimmt ihren Lauf.

---

traktes ihre Wirkung entfalten (Speiseröhre: eosinophile Ösophagitis, Magen: eosinophile Gastritis, Dünndarm: eosinophile Duodenitis, Dickdarm: eosinophile Colitis usw.). Selbst Afterjuckreiz (bei eosinophiler Proctitis) kann durch Nahrungsmittelallergene ausgelöst werden.

Symptome, die bei einer allergischen Reaktion auftreten können:

- Juckreiz, Rötung und Quaddeln an den unmittelbaren Kontaktstellen mit dem Allergen
- juckender Nesselausschlag am ganzen Körper
- Niesattacken mit starker wässriger Sekretion
- verstopfte Nase durch Anschwellen der Schleimhäute
- Bindehautentzündung mit juckenden, geröteten und tränenden Augen
- Juckreiz und Schwellung der Schleimhäute im Bereich des Rachens und des Kehlkopfes
- Asthmaanfälle (anfallsartige, schwere Atemnot durch Verengung der Atemwege, trockener Reizhusten)

- »orales Allergiesyndrom«: Brennen im Mund, Schwellung der Zunge, Taubheit und Schwellung der Lippen bis zu Schwellungen im Kehlkopfbereich, die auch Atemnot verursachen können
- Magen-Darm-Beschwerden, wie Schluckstörungen, »Gastritis«, gurgelnde Darmgeräusche, (heftige) Durchfälle
- Herz-Kreislauf-Beschwerden, zum Beispiel Herzrhythmusstörungen, Blutdruckabfall (anaphylaktischer Schock)

Früher konzentrierte sich das medizinische Interesse vor allem auf allergische Erkrankungen der Haut und auf »inhalative« Allergene, das heißt Substanzen, die mit der Luft eingeatmet werden. Aus diesem Grund sind die meisten Allergologen Haut-, HNO- oder Lungenfachärzte. Das hat zur Folge, dass (manche) Krankenkassen Immuntherapien zur Behandlung von Allergien nur dann bezahlen, wenn diese von einem Arzt dieser Fachrichtungen durchgeführt werden.

Aus diesem Grund haben sich aber Gastroenterologen lange gar nicht mit Nahrungsmittelallergien befasst und das ganze Gebiet der Nahrungsmittelallergien wurde nur »am Rande« behandelt. Mit der zunehmenden technischen Verarbeitung von Lebensmitteln rücken aber Nahrungsmittelallergien immer mehr in den Vordergrund, sodass hier ein immer größeres Versorgungsdefizit entsteht.

Kreuzallergien und pollenassoziierte Nahrungsmittelallergien

In der letzten Zeit rücken die sogenannten Kreuzallergien immer stärker ins Blickfeld. Bei dieser Allergieform kommt es nach Sensibilisierung auf ein bestimmtes inhalatives Allergen (beispielsweise Birkenpollen) auch zu allergischen Reaktionen auf botanisch nah verwandte Nahrungsmittel (beispielsweise Äpfel). Kreuzallergien sind häufiger, als man noch vor einigen Jahren dachte: Mittlerweile sind schon mehr als 1000 zum Teil verwandte Allergene beschrieben.

Hier sollen nur die häufigsten »Kreuzallergie-Familien« erwähnt (siehe Tabelle) und beispielhaft eine Kreuzallergie (das Birke-Nuss-Kernobst-Syndrom) beschrieben werden. Fragen Sie am besten Ihren Arzt, wenn Sie an einer Pollenallergie leiden und wissen wollen, ob Querverbindungen zu bestimmten Nahrungsmitteln für Sie relevant sein könnten.

Birke-Nuss-Kernobst-Syndrom

Die häufigste Kreuzreaktion zwischen Pollen und Nahrungsmitteln ist die Sensibilisierung gegen das Allergen der Birke (Betv1) und verschiedene Obstsorten. Birkengewächse (Birke) und Rosengewächse (Steinobst, Kernobst und Beeren) sind eng miteinander verwandt und haben deshalb sehr ähnliche allergene Strukturen. Hat nun jemand eine Allergie gegen Birkenpollen entwickelt, so kann es passieren, dass er auf Äpfel ebenfalls allergisch reagiert. In diesem Fall spricht man von einer Kreuzallergie.

Die Beschwerden treten dann meist dort auf, wo das Allergen hauptsächlich mit dem Immunsystem in Kontakt kommt. Beißt eine Person mit einer Allergie gegen Birkenpollen in einen Apfel, wird es zu allergischen Erscheinungen im Mund kommen (orales Allergiesyndrom), danach eventuell auch zu Symptomen in der Speiseröhre oder im Darm.

In besonders ausgeprägten Fällen von Kreuzallergie reagiert eine Person mit Birkenallergie bereits mit tränenden Augen, rinnender Nase oder sogar Asthma-Anfällen, wenn sie sich nur in einem Raum aufhält, in dem Äpfel gelagert oder verarbeitet werden (Schälen von Äpfeln!) – auch dann wenn sie diese gar nicht isst.

Wie kommt es zu Allergien?

Nach der derzeitigen Lehrmeinung steht am Anfang eine inhalative Allergie, aus der sich im Rahmen einer Kreuzallergie eine Nahrungsmittelallergie entwickelt. Das heißt, alles, was zu inhalativen Allergien (Asthma bronchiale, allergische Rhinitis, chronisch polypoide Sinusitis) führt, kann auch eine Nahrungsmittelallergie auslösen. Es ist aber nicht

Übersicht über häufig vorkommende Kreuzallergien

	mit der Luft eingeatmete (Inhalations-)Allergene	Nahrungsmittelallergene oder Kontaktallergene
Sellerie-Beifuß-Gewürz-Syndrom: häufige Kreuzreaktion mit anderen Korbblütlern (z. B. Kamille) und mit Dolden-blütlern (z. B. Dill)	Beifuß und andere Korb-blütler	**Gemüse:** Sellerie, Karotte, Tomate, Paprika **Gewürze:** Anis, Dill, Koriander, Fenchel, Kümmel, Kren (Meerrettich), Liebstöckel, Paprika, Pfeffer, Chili, Basilikum, Majoran, Oregano, Thymian **andere:** Sonnenblumenkerne, Kamille, Petersilie
Birkenpollen-Nuss-Kernobst-Syndrom: häufige Kreuzreaktionen auf alle Rosengewächse	Birken- und Haselpollen	**Kernobst** (Apfel, Birne) **Steinobst** (Pfirsich, Nektarinen, Kirschen, Zwetschgen) **Nüsse** (Haselnuss, Walnuss, Mandel) **Beeren** (Brombeere, Erdbeere, Himbeere) **andere:** rohe Kartoffeln, rohe Karotten, Sellerie, Kiwi **Blumen:** Rosen, Azaleen
Gräserpollen: seltene Kreuzreaktionen auf Nahrungsmittel	Lischgras, Ruchgras etc.	Mehl- und Mehlprodukte **(inhalativ)** Hülsenfrüchte, Erdnuss, Soja, Tomaten
Traubenkraut-Melone-Syndrom	Beifußblättriges Trauben-kraut *(Ambrosia artemi-siifolia)*	Melonen, evtl. auch Bananen
Vogel-Ei-Syndrom	Vogelfedern, Vogelstaub, Vogelkot	Eidotterproteine Geflügelfleisch
Kuhmilch-Rinderepithel-Assoziation	Hautschuppen, Fellparti-kel, Tierhaare	Kuhmilchproteine
Latex-Frucht-Syndrom	Latex	Avocado, Banane, Kastanie, Feige, Papaya, Pfirsich, Passionsfrucht, Sellerie, Tomate, Buchweizenmehl Zimmerpflanzen: Ficus
Nachtschattengewächs-Syndrom	kein einheitliches inhalati-ves Allergen (evtl. Beifuß)	Kartoffel, Tomate, Aubergine, Chili, Paprika
Hülsenfrucht-Syndrom	kein inhalatives Allergen	Bohnen, Erbsen, Linsen, Soja, Erdnüsse, Tamarinde (Sauerdattel), Kaugummi, Lakritze, Traganth (Stabilisa-tor)
Liliengewächs-Syndrom	kein inhalatives Allergen	Zwiebel, Knoblauch, Schnittlauch, Spargel

einzusehen, warum der umgekehrte Weg der Allergieentstehung nicht ebenfalls möglich sein sollte, das heißt, dass es primär zur Sensibilisierung gegen Nahrungsmittelbestandteile und erst sekundär zur Kreuzreaktion mit inhalativen Allergenen kommen kann. Wahrscheinlich sind beide Wege möglich.

Veranlagung und Umwelt

Die Veranlagung, sprich genetische Faktoren, spielt für die Allergieentstehung eine bedeutende Rolle, was das gehäufte Auftreten von Allergien in manchen Familien erklärt. Auch der Einfluss von Umweltfaktoren darf nicht unterschätzt werden. So bringt etwa der Klimawandel eine frühere, längere und intensivere Blüte von vielen Pflanzen und damit eine höhere Allergenexposition für Mensch und Tier mit sich. Auto- und Industrieabgase führen zu Veränderungen der Pollenstruktur und dadurch zur Ausbildung von besonders aggressiven Allergenen. Dazu kommt, dass manche Verarbeitungsprozesse in der Lebensmittelindustrie die Nahrungsmittelallergene aggressiver zu machen scheint; besonders Antioxidanzien (Konservierungsmittel) könnten hierbei eine Rolle spielen.

Lebensweise und Ernährung

Auf der anderen Seite verändert der – dank unserer allgemeinen Hygienemaßnahmen – verminderte Kontakt mit Parasiten und Bakterien unser Immunsystem derart, dass es für Allergien »empfänglicher« wird.

Salopp formuliert: Das Immunsystem kann sich nicht gleichzeitig um die Abwehr von Bakterien und Parasiten auf der einen Seite und um die Einleitung einer allergischen Reaktion auf der anderen Seite kümmern. Denn

die an diesen Aktionen beteiligten Immunzellen (T-Helferzellen vom Typ 1 bzw. vom Typ 2) senden Botenstoffe aus, die den jeweils anderen Weg blockieren. Man kann sich das wie bei einer Waage vorstellen: Nimmt die TH1-Stimulation ab (weil weniger Krankheitserreger zu bekämpfen sind), nimmt die TH2-Stimulation zu (weil weniger hemmende Botenstoffe von TH1 vorhanden sind) und umgekehrt.

Die Rolle der Ernährung bei der Entstehung von Allergien ist noch nicht endgültig geklärt. Während sich die Ärzte einig sind, dass das Stillen von Säuglingen einen wesentlichen Schutz vor Allergien darstellt, gehen die Meinungen über den Einfluss von modernen Nahrungsmitteln auf die Entstehung von Nahrungsmittelallergien auseinander. Ein Mangel an Vitaminen und Spurenelementen (Mangan, Molybdän, Selen, Zink, Vitamin E) wird zwar häufig als mögliche Ursache für (Nahrungsmittel-)Allergien angeführt, doch gibt es dafür kaum stichhaltige Beweise.

Meiner Meinung nach tragen vor allem die Konservierungsstoffe in Nahrungsmitteln dazu bei, dass die Nahrungsmittelallergien so stark zunehmen. Durch die Konservierungsmittel werden die Mikroorganismen in der Nahrung (anti-)oxidativ zerstört. Das führt dazu, dass die Menschen seltener mit Mikroorganismen in Lebensmitteln in Kontakt kommen, da sich die Mikroorganismen darin nicht mehr in so großen Ausmaß vermehren können, wie das in einem »unbehandelten« Lebensmittel der Fall ist. Die hauptsächliche Auseinandersetzung mit Keimen aus der Umwelt findet über die Nahrung statt und wenn die Mikroorganismen dort durch Konservierung reduziert bzw. in ihrem Wachstum gehemmt werden, findet eine geringere TH1-Stimulation statt, was mit einer erhöhten Bereitschaft einer TH2-Stimulation (allergische Reaktion) einhergeht.

WISSEN

Ost-West-Unterschiede in der Allergiehäufigkeit

In Ostdeutschland waren bis zur Wende Allergien wesentlich seltener als in Westdeutschland. Da die genetische Disposition in Ost- und Westdeutschland die gleiche ist, ließ sich der Unterschied so nicht erklären. Etwa zehn Jahre nach der Wende waren allergische Erkrankungen in Ostdeutschland dann ebenso häufig wie im Westen. Die derzeit gängige Erklärung für dieses »Phänomen«: Die gewachsenen Hygienestandards hätten zu einer geringeren Belastung mit Mikroorganismen (und damit weniger TH1-Stimulation) geführt, was eine vermehrte Anfälligkeit für eine TH2-Stimulation (und damit für Allergien) nach sich ziehe.

Mir erscheint es allerdings viel wahrscheinlicher, dass die Zunahme der Allergien in Ostdeutschland eine Konsequenz der dramatisch veränderten Ernährungsgewohnheiten ist. Erst mit der Wende kamen Supermärkte in praktisch jedes Dorf. Damit war der Fertignahrung der Großkonzerne Tür und Tor geöffnet, und die Ernährung der Bevölkerung wurde nahezu unbemerkt, aber komplett umgestellt.

Diese konservierten, »hygienischen« Nahrungsmittel haben vermutlich mehr Einfluss auf die Zunahme von Allergien als die verbesserten Hygienedingungen in Haushalt und Umwelt. Mit der »Supermarktkultur« und durch die Globalisierung kommen immer mehr Konservierungsmittel zum Einsatz, denn sowohl für den globalisierten Transport als auch für die Lagerung im Supermarkt müssen die Nahrungsmittel haltbar gemacht werden. Man kann beobachten, dass die Nahrungsmittelallergien in dem Maß zunehmen wie die regionale Versorgung, Märkte und »Tante-Emma-Läden« durch die Supermarktkultur und die globalisierte Versorgung verdrängt werden (siehe Kasten Ost-West-Unterschiede).

Fehlende Forschung

Welchen Einfluss moderne Nahrungsmittel (von Fertig- und Halbfertigprodukten über Fett- und Zuckerersatzstoffe bis hin zu Vitamin- und Mineralstoffanreicherungen) auf unsere Gesundheit haben, ist derzeit weitgehend unbekannt, da es so gut wie keine industrieunabhängige Forschung gibt. Die staatlichen Forschungsförderungen werden immer mehr an die gleichzeitige Förderung durch Industrieunternehmen gekoppelt. Mit dieser Art der Forschungsförderungspolitik, die in den letzten Jahren fast alle westlichen Länder erfasst hat, ist eine unabhängige, neutrale Forschung fast unmöglich geworden.

Fest steht jedenfalls, dass Nahrungsmittelallergien und Nahrungsmittelunverträglichkeiten in den letzten Jahrzehnten stark zugenommen haben. Dabei können Nahrungsmittelunverträglichkeiten bei der Entstehung von Nahrungsmittelallergien gewissermaßen eine »Helferrolle« einnehmen: Alle Formen von Darmerkrankungen, die zu einer vermehrten »Durchlässigkeit« der Darmschleimhaut führen (Entzündungen, Leaky-Gut-Syndrom, Histaminintoleranz, Kohlenhydratresorptionsstörungen wie Sorbit-, Fruktose- und Laktoseintoleranz), können die Entstehung von Allergien begünstigen, weil die vom Darm ins Blut übertretenden Substanzen vom Immunsystem häufig als fremd erkannt und bekämpft werden.

(Nahrungsmittel-)Allergien behandeln

Es gibt drei verschiedene Ansätze:

- Man kann versuchen, die allergische Reaktion zu vermeiden, indem man den Auslöser meidet (Allergenkarenz).
- Man kann die allergische Reaktion mit Medikamenten unterdrücken.
- Oder man kann versuchen, die Vorgänge im Körper zu beeinflussen, die zu allergischen Reaktionen führen (Hyposensibilisierung, Immuntherapie).

Allergenkarenz

Grundsätzlich ist die sogenannte »Allergenkarenz«, also das Vermeiden des Allergieauslösers (Pollen, Katze, Milbe usw.) die beste Therapie für Allergiker. Dies ist jedoch in der Praxis meist nur schwer durchführbar und mit vielen organisatorischen (»Hausarrest« bei Pollenflug), emotionalen (Weggeben des Haustiers) und finanziellen (Wohnraumsanierung) Hürden verbunden. Bei Pollenallergien ist eine Vermeidung der Allergene praktisch unmöglich, außer man hält sich während der ganzen Pollensaison im Hochgebirge oder einer pollenfreien Gegend auf. Bei Nahrungsmittelallergien kann man das entsprechende kreuzallergentragende Nahrungsmittel vermeiden oder durch Kochen zerstören – sofern das Allergen hitzelabil ist. Deshalb muss man genau wissen, ob die betreffende Nahrungsmittelallergie von einem hitzelabilen (durch Kochen zerstörbaren) oder von einem hitzestabilen (durch Erhitzen nicht zerstörbaren) Allergen ausgelöst wird.

Medikamentöse Behandlung

Für die medikamentöse Behandlung der allergischen Symptome steht heute eine Vielzahl von Produkten (z. B. Antihistaminika) zur Verfügung. Diese führen zwar meist zu einer Linderung der Symptome, solange die Medikamente eingenommen werden, bekämpfen aber nicht die Ursache der Allergie. Wird das Medikament abgesetzt, kehren die Beschwerden meistens prompt zurück.

Hyposensibilisierung

Die einzige Therapieform, die das Immunsystem langfristig wieder in richtige Bahnen zu lenken vermag, ist die sogenannte »Hyposensibilisierung« oder »Immuntherapie«. Dabei wird über einen längeren Zeitraum (drei Jahre) in regelmäßigen Abständen eine bestimmte Menge des Allergieauslösers (Allergen) entweder unter die Haut injiziert oder in Form von Tropfen unter der Zunge oder in Form von Tabletten eingenommen.

Der Hauptvorteil dieser Therapieform: Es kommt meist zu einer wesentlichen Besserung oder sogar zur Ausheilung der allergischen Symptome über den Therapiezeitraum hinaus. Auch viele Jahre nach Beendigung der Immuntherapie hält der Therapieerfolg meistens an, und es müssen weniger oder zum Teil auch gar keine zusätzlichen Medikamente eingenommen werden. Außerdem kann die Entwicklung des allergischen Asthmas durch die Immuntherapie gestoppt oder zumindest hinausgezögert werden. Der Nachteil dieser Therapie: Sie dauert sehr lange, ist ziemlich zeitaufwendig, ist an einen Arzt gebunden, der sich mit Allergien beschäftigt, und man kann im Vorhinein nicht sagen, ob man zu dem Personenkreis gehört, der darauf anspricht oder nicht. Denn leider spricht nicht jeder Mensch auf eine Immuntherapie an.

WISSEN

Wie wird die Hyposensibilisierung (Immuntherapie) durchgeführt?

Bei der **oralen (sublingualen) Hyposensibilisierung** (SLIT) wird das Allergen in Form von Tropfen unter die Zunge gegeben (Neuerdings ist zur Behandlung der Gräserallergie auch eine Behandlung mit Tabletten möglich). Dadurch soll eine Toleranz gegen dieses Allergen erreicht werden.
Nachteil: Die Therapie dauert meist drei Jahre und spricht nur in etwa der Hälfte bis zwei Drittel der Fälle an.

Vorteil: Sie ist einfach durchzuführen, und man braucht nur wenige Arztbesuche.
Bei der **parenteralen Hyposensibilisierung** (SIT) wird das Allergen wöchentlich in steigender Konzentration und mit Spritzen verabreicht. Dadurch soll eine Toleranz gegen dieses Allergen erreicht werden.
Nachteil: Sie müssen jede Woche zum Arzt.
Vorteil: Die Ansprechrate liegt bei 70–80 Prozent.

Darmsanierung

Eine weitere Maßnahme, die bei der Behandlung von Nahrungsmittelallergien oft durchgeführt wird (meist von Naturheilärzten oder Heilpraktikern), ist die »Darmsanierung«. Allgemein versteht man darunter den Versuch, die Darmflora mehr oder weniger gezielt therapeutisch zu beeinflussen, in der Regel durch Verabreichung von Fremdkeimen. Die Vorgehensweise ist allerdings nicht genau definiert, geschweige denn standardisiert, sodass verschiedene Naturheilärzte oder Heilpraktiker unter Umständen verschiedene Methoden anwenden.

Insgesamt ist der Nutzen dieser Therapie sehr umstritten. Wenn man sich aber entschließt, eine »Darmsanierung« durchführen zu lassen, sollte unbedingt darauf geachtet werden, dass die Darmbarrierefunktion intakt ist. Oder umgekehrt formuliert: Alle potenziell schädlichen Einflüsse, die die Durchlässigkeit der Darmschleimhaut erhöhen, sollten zuvor beseitigt werden.

Dazu gehören die (diätetische) Behandlung von Nahrungsmittelintoleranzen sowie die Behandlung von Darmerkrankungen, die zu einer Schädigung der Darmwand führen können. Andernfalls besteht die Gefahr, dass die zur Darmsanierung verwendeten Keime durch die Darmschleimhaut in die Blutbahn gelangen und womöglich eine Sepsis (»Blutvergiftung«) verursachen. Wenn aber die Darmbarrierefunktion wiederhergestellt ist, erübrigt sich eine Darmsanierung ohnehin, so dass diese eigentlich nicht wirklich notwendig ist.

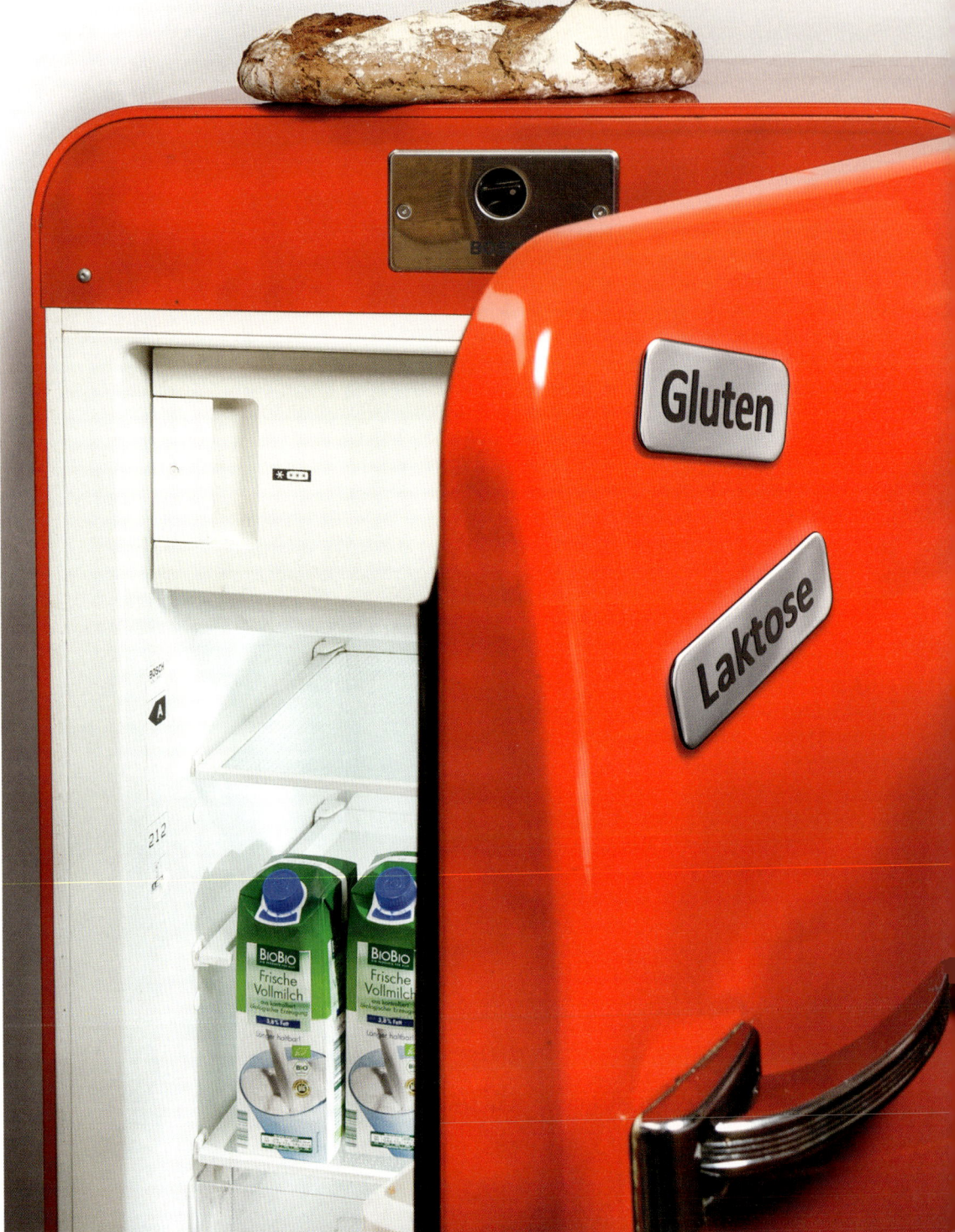

Eine Unverträglichkeit kommt selten allein

Nahrungsmittelunverträglichkeiten nehmen zu, weil viele Menschen, die sich nach den gängigen Empfehlungen »gesund« ernähren wollen, gerade die als gesund ausgelobten Nahrungsmittel(bestandteile) nicht vertragen. Wenn sie aufkommende Beschwerden dann mit »noch gesünderer« Ernährung behandeln, kommen oft weitere Intoleranzen dazu. Ein Teufelskreis beginnt.

Wie kommt es zu Mehrfachintoleranzen?

Eine einzelne Nahrungsmittelunverträglichkeit bereitet oft so wenige Beschwerden, dass die damit einhergehenden Symptome – wie Blähungen – von den meisten Menschen als »normal« angesehen werden.

Dazu kommt, dass Nahrungsmittelunverträglichkeiten häufig schon seit der frühen Kindheit bestehen (etwa bei der Laktoseintoleranz), sodass die Betroffenen gar nichts anderes kennen, als immer wieder Blähungen oder weichen Stuhlgang zu haben.

Erst, wenn im Laufe der Zeit weitere Unverträglichkeiten dazukommen, verschlimmern sich die Beschwerden. Wenn die Betroffenen schließlich zum Arzt gehen, erfahren sie dann zu ihrer Überraschung, dass sie gleich mehrere Nahrungsmittelunverträglichkeiten haben.

Im Labyrinth der Verbote

Die Überraschung verwandelt sich schnell in Verzweiflung, wenn die ersten Diätversuche fehlgeschlagen sind oder in der Diätberatung so viele Nahrungsmittel verboten wurden, dass die Betroffenen gar nicht mehr wissen, was sie noch zu sich nehmen können.

Vor allem nach den »immunologischen Tests auf Nahrungsmittelunverträglichkeiten« (Seite 35), die von vielen Laboratorien angeboten werden: Diese testen nicht selten 300–400 Nahrungsmittel auf einmal und am Ende kommen Verbotslisten mit 200 oder noch mehr Nahrungsmitteln heraus. Verständlich, wenn sich da Verzweiflung breitmacht. Ich habe schon manche abgemagerte Patientin in meiner Praxis gesehen, die mit Tränen in den Augen erzählte, dass sie furchtbar abgenommen habe, weil sie nicht mehr wisse, was sie noch essen dürfe.

Zu den Verbotslisten der Labors gesellen sich dann noch zahlreiche Ernährungsvorschriften von Ernährungsgesellschaften, Diät-assistenten, Ernährungswissenschaftlern, Heilpraktikern oder (oft esoterisch angehauchten) Gesundheitsfanatikern, die immer neue Regeln, Gebote und vor allem Verbote aufstellen. Je schlechter es den Menschen mit Nahrungsmittelunverträglichkeiten geht, desto größer ist die Gefahr, dass sie Opfer einer Überreglementierung werden – mit dem Ergebnis, dass Essstörungen immer mehr zunehmen und in letzter Zeit sogar im Erwachsenenalter auftreten.

Die **Orthorexie** beispielsweise ist ein neu definiertes Krankheitsbild, das den Essstörungen zugerechnet wird. Typischerweise sind die Betroffenen zwanghaft bemüht, sich »richtig« bzw. »gesund« zu ernähren, und sie haben große Angst, durch »falsche« Ernährung krank zu werden. Mittlerweile kommen sogar schon Eltern mit ihren (absolut gesunden) Kindern in die Sprechstunde, weil sie Sorge haben, dass sich ihre Kleinsten nicht richtig ernähren.

Sinn und Unsinn von Vorschriften

In letzter Zeit hat sich die Unsitte breitgemacht, den Menschen »beibringen« zu wollen, wie sie atmen, gehen, sich halten oder essen sollen. Aber die Natur hat es so eingerichtet, dass diese grundlegenden Vorgänge beim Menschen alle »von selbst« geschehen und NICHT gelernt werden müssen. Indem man die Aufmerksamkeit auf diese autonomen Regulationsmechanismen lenkt, kann man sie bereits empfindlich stören – erst recht durch »Beratung« oder »Erziehung«.

Der menschliche Körper verfügt über Hunger und Appetit als wichtige Steuerungselemente für die Kalorienaufnahme bzw. die Auswahl der benötigten Nahrungsmittelinhaltsstoffe, und er reguliert alles selber am besten. Mit etwaigen Fehlern kann er sehr gut umgehen und braucht dies wahrscheinlich sogar, um sich »abzuhärten« bzw. Abwehrstrategien zu entwickeln. Je mehr Ernährungsregeln von Familienangehörigen, Gesundheitsberatern und neuerdings auch von staatlichen Stellen oder Politikern aufgestellt werden, desto größer ist die Wahrscheinlichkeit, dass es zu Fehlernährung und Essstörungen kommt, wenn die Menschen versuchen, sich daran zu halten.

Ich habe daher eine große Bitte an alle Politiker, Ernährungsfachleute, Gesundheitsberater, Lehrer und Erzieher: Erteilen Sie bitte KEINE Ratschläge, was jemand essen soll oder nicht. Sie richten in der Regel damit mehr Schaden als Nutzen an. Jedes Kind (und auch jeder Erwachsene) weiß im Normalfall, was ihm bekommt und was nicht, und braucht daher keinen Rat – weder von ewigen Besserwissern noch von berufsmäßigen Bevormundern noch von mehr oder weniger offenkun-

digen Interessengruppen. Nur wenn wirklich ausgeprägte Nahrungsmittelunverträglichkeiten, Nahrungsmittelallergien oder andere Krankheiten vorliegen, die mit Nahrungsmitteln in Zusammenhang stehen, oder jemand anfängt, sich ungewöhnlich einseitig zu ernähren, sollte ein Arzt aufgesucht werden.

Umwelt- statt Umerziehungspolitik

Wenn Politiker oder Gesundheitsapostel tätig werden wollen, mögen sie bitte darauf hinwirken, dass Umweltbedingungen geschaffen werden, die uns eine gesunde Lebensweise ermöglichen: unverseuchte Luft zum Atmen, Naturräume (Wiesen, Wälder, Flüsse, Seen), in denen sich Kinder und Erwachsene gerne aufhalten, Bewegungsmöglichkeiten und -spielräume, damit sie während des Tages immer wieder andere Körperhaltungen einnehmen können und nicht viele Stunden »eingeklemmt« hinter einem Pult oder Schreibtisch sitzen müssen, frische, regionale Lebensmittel, die selbst zubereitet werden und mit Genuss gegessen werden (dürfen!).

Wir hören fast täglich Forderungen nach »artgerechter Tierhaltung«, doch niemand bedenkt, dass wir schon lange keine »artgerechte Menschenhaltung« mehr haben. Hier gäbe es dringenden Handlungsbedarf. Liebe (meist nicht medizinisch ausgebildete) Politiker: Lassen Sie sich bitte nicht zum Umerzieher der Nation machen, sondern schaffen Sie Umweltbedingungen, die uns Menschen wieder eine »artgerechte« Lebensweise ermöglichen. (Das Konzept »Erziehungslager« war in der Geschichte sowieso noch nie besonders erfolgreich.)

131

Über Geschmack lässt sich (nicht?) streiten

Gäbe es die von »Experten« aufgestellten Gebote und Verbote und die Verführungen durch die Werbung nicht, würden wir unsere Nahrung auswählen, wie die Tiere es tun: Die schnuppern ein wenig und wissen dann, ob etwas für sie essbar ist oder nicht. Ich bin immer wieder fasziniert, wie mein Hund ohne tiefere Kenntnis von Biochemie oder Ernährungslehre genau weiß, dass ein angebotenes Stück Styropor nicht genießbar ist, während er ein ziemlich gleich aussehendes Stück einer Reiswaffel sehr wohl frisst. Die Natur hat uns mit einer Reihe von natürlichen Kontrollmechanismen ausgestattet, aber leider sind wir dabei, sie zu zerstören oder mit unserem »Besserwissen« auszuhebeln.

Das beginnt schon im Kleinkindalter. Beispielsweise wird Babynahrung nicht so hergestellt, dass sie dem Kleinkind schmeckt, sondern so, dass die Mutter sie mag! Denn die Käuferin der Babynahrung ist ja die Mutter und nicht das Baby. Das Kleinkind hat aber hundertmal mehr Geschmacksrezeptoren auf der Zunge als die Mutter und damit einen ganz anderen Geschmackssinn. Was der Mutter schmeckt, ist für das Baby wahrscheinlich zu süß, zu scharf, zu bitter usw. Wer kennt nicht das Bild vom Baby, das liebevoll mit »gesundem« Spinat gefüttert wird, den es aber »unerklärlicherweise« immer wieder ausspuckt? Hier wird der Geschmackssinn – und mit ihm einer der wichtigsten Kontrollmechanismen – gewaltsam überwunden.

Vorgeburtliche Geschmacksprägung

Die »(V)Erziehung« des Geschmacksinns geht aber noch viel tiefer: Wenn eine Frau schwanger ist, »erzieht« sie den Geschmackssinn ihres ungeborenen Kindes mit dem, was sie selber isst. Die Aromen der Nahrung, die sie sich zuführt, gehen über das Blut in die Gebärmutter und das Fruchtwasser über. Das Kind trinkt dieses Fruchtwasser und »lernt«, das zu wollen, was die Mutter während der Schwangerschaft isst.

Eine weitere Prägungsphase findet später beim Stillen statt: Die kleinen warzenähnlichen Montgomery-Drüsen (rund um die Brustwarze) sind Duftdrüsen, die der Nase des gestillten Säuglings die Aromen der Nahrung »vorführen«, die die Mutter zu sich genommen hat. Das hat den Sinn, dass das Kind die Nahrungsmittel kennen- und schätzenlernt, die in seiner Umgebung vorkommen und die sich über Generationen hinweg bewährt haben (nichts anderes bedeutet »regionale Küche«!).

Wenn heutige Mütter aber andauernd unterschiedlichste Aromen auf die Haut aufbringen (Deodorants, Parfüms, Duschgels) bzw. in die Wohnungsluft abgeben (Räucherstäbchen, Raumduft, Putzmittel), dann muss man sich nicht wundern, wenn Kinder plötzlich ganz merkwürdige Vorlieben entwickeln. Aromen gelangen über die Nahrung, über die Lunge, über Haut und Schleimhäute in die Blutbahn und richten dort ein biochemische Desaster an – weniger durch ihre toxische Wirkung als vielmehr dadurch, dass sie »biochemische Irrlichter« darstellen und somit die ganze autonome Steuerung kaputtmachen.

Der berühmte Satz des Paracelsus »die Dosis macht das Gift« müsste heute eigentlich erweitert werden zu »die Dosis und der Informationsgehalt machen das Gift«. Aromen entfalten ihre Giftigkeit, ihr Schadpotenzial, weniger über ihre Menge als vielmehr über den »Informationsgehalt«, das (Fehl-)Prägepotenzial, der ihnen innewohnt. Dieser Aspekt der Verwendung von Aromen wird von Le- bensmittelaufsicht und Gesundheitsbehörden bislang noch in keiner Weise berücksichtigt.

»Verbesserte« Lebensmittel

Bekanntlich geht Liebe »durch den Magen«. So werden Kinder bereits mit Nahrung, die es von Natur aus gar nicht gäbe, belohnt – ihre Zuneigung »erkauft« – oder sie werden gar mit Nahrungsentzug bestraft. Auch die Lebensmittelhersteller wissen, dass Kinder (wenn sie dann etwas älter sind) perfekte »Käufer« sind, weil sie ihren Eltern so lange in den Ohren liegen, bis sie das bekommen, worauf ihre Sinne trainiert wurden. Dafür sorgt neben der Werbung und den »speziell abgestimmten« Babynahrungen neuerdings (bzw. in naher Zukunft) »speziell abgestimmte« Nahrung für Schwangere. Die soll den sich entwickelnden Geschmackssinn des Ungeborenen (siehe Vorgeburtliche Geschmacksprägung Seite 132) in einer Weise beeinflussen, dass das Kind, wenn es dann auf der Welt ist, zum »perfekten« Konsumenten für die entsprechende Kindernahrung wird.

Interessanterweise sind die »Opfer« dieser Strategie der Lebensmittelhersteller gerade diejenigen Menschen, die besonders auf ihre Gesundheit und die gesundheitliche Qualität von Nahrungsmitteln bedacht sind. So herrscht schon seit Längerem ein erbitterter Konkurrenzkampf zwischen Herstellern »funktioneller Nahrungsmittel« und solchen »biologischer Nahrungsmittel«, die um die gleiche Käuferschicht buhlen: Schließlich weisen die »Gesundheitsbewussten« die größte Bereitschaft auf, viel Geld für ihre Ernährung auszugeben. Diese Personengruppe ist es, die die Lebensmittelpreise in die Höhe treibt und die Entwicklung angeblich »besserer« und »gesünderer« Lebensmittel erst ermöglicht.

Besonders gesundheitsbewusste Mütter und Väter werden zu Handlangern der Lebensmittelindustrie, indem sie die nächste Generation ganz im Sinne der Hersteller mit Vitaminbrausen, Müsliriegeln und ähnlichen Gesundkostspezialitäten indoktrinieren und so den »funktionell« denkenden Verbraucher der Zukunft heranziehen.

WISSEN

Was sind funktionelle Lebensmittel?

Funktionelle Lebensmittel (englisch: Functional Food) sind Lebensmittel, die mit Substanzen angereichert werden, um ihren gesundheitlichen Wert zu erhöhen. Allerdings ist diese »Funktionsverbesserung« in der Regel nicht wissenschaftlich erwiesen. Sie wird meistens aus den positiven Eigenschaften oder Wirkungen abgeleitet, die man den zugefügten Substanzen zuschreibt.
Die bekanntesten funktionellen Lebensmittel sind pro- und präbiotische Joghurts, mit Vitaminen und/oder Mineralstoffen versetzte Säfte, mit Ballaststoffen angereicherte Produkte, Brote mit Omega-3-Fettsäuren oder Margarine mit Phytosterinen. Generell gilt: Je mehr »gesundheitliche« Wirkungen in ein Nahrungsmittel hineingelegt werden, desto größer ist auch das Risiko von Nebenwirkungen. Funktionelle Nahrungsmittel sind also nicht ganz ungefährlich.

Auf diese Weise wird auch noch der letzte Rest der von der Natur vorgegebenen Kontrollmechanismen für eine gesunde Nahrungsaufnahme (die für jeden Menschen eine andere ist!) zerstört. Alle Voraussetzungen für die Entstehung von Nahrungsmittelunverträglichkeiten bekommen heutige Kinder damit bereits in die Wiege gelegt.

Auswirkungen der »gesunden« Ernährung

Von Natur aus gibt es eigentlich nur eine einzige weit verbreitete Nahrungsmittelunverträglichkeit, nämlich die Laktoseintoleranz. Diese Nahrungsmittelunverträglichkeit war früher aber kein Problem, da die Betroffenen meist in einer Gemeinschaft zusammenlebten und laktosehaltige Milchprodukte einfach vermieden. Zu Zeiten, als man noch der Genetik angepasste regionale Küchen kannte, war eine klinisch relevante Laktoseintoleranz kein Thema.

Die Unverträglichkeit von einzelnen Nahrungsmitteln wird meist erst dann zum Problem, wenn diese Nahrungsmittel oft konsumiert werden. Fruchtzucker und Sorbit (bzw. andere Zuckeralkohole) wurden früher nie in den Mengen gegessen, dass es zu Problemen hätte kommen können. Sie waren auch nie über längere Zeit in solchen Mengen vorhanden, dass sich klinisch relevante Beschwerden hätten entwickeln können. Wenn jemand einmal zu viele Kirschen oder anderes Obst gegessen hatte, war dies von kurzfristigen Bauchschmerzen und vielleicht sogar einem einmaligen Durchfall begleitet, aber daraus wurde nie mehr. Denn bereits nach wenigen Wochen war Obst nicht mehr in größeren Mengen verfügbar. Honig oder konservierte Fruchtsäfte konnten sich die meisten Menschen nicht ständig leisten.

Steter Tropfen höhlt den Stein

Das heißt, die Unverträglichkeitsepisoden waren immer zu kurz, um eine dauerhafte Veränderung der Bakterienflora im Darm herbeizuführen. Aber die stellt vermutlich die Voraussetzung für viele Nahrungsmittelunverträglichkeiten dar. Heute sind Obst, Honig und Fruchtsäfte das ganze Jahr über erhältlich und werden sogar noch als besonders gesund propagiert (etwa mit der Kampagne »5 am Tag«, siehe Seite 74).

Dazu kommt, dass immer häufiger »zuckerfreie« Nahrungsmittel – die dann mit Zuckeraustauschstoffen wie Sorbit gesüßt sind – produziert und vermarktet werden. Auf der Packung eines solchen sorbithaltigen Produkts steht zwar »kann in größeren Mengen zu Durchfall führen«, aber das stört weder den Konsumenten noch die entsprechenden Behörden und schon gar nicht den Hersteller. Aber es bleibt ja nicht bei einem mit Sorbit gesüßten Bonbon! Dazu kommen noch das Frühstücksmüsli (mit Fruktooligosacchariden [FOS], Inulin, Sorbit und Fruchtzucker), das Stück Obst und der Fruchtsaft für zwischendurch, der Kaugummi nach dem Essen (gegen den mittlerweile schlecht gewordenen Mundgeruch), das Diätbier am Abend usw., bis man schließlich so viel Fruktose, Zuckeralkohole und FOS zu sich genommen hat, dass es jedem Menschen schlecht gehen muss, egal ob er dafür genetisch disponiert ist oder nicht.

Nachdem sich dieses Szenario Tag für Tag wiederholt und wir durch die täglich auf uns einprasselnden Ernährungsempfehlungen dazu angehalten werden, eben diesen Weg einzuschlagen, kommt es zu einer solchen

Überflutung der Darmflora mit »gesunden« Nahrungsmitteln, dass sie irgendwann »umkippt«.

Das Gegenteil von gesund heißt »gesünder«

Je schlechter es den Betroffenen geht, desto »gesünder« versuchen sie sich meist zu ernähren – ein Teufelskreis, der dazu führt, dass sich zu einer Nahrungsmittelunverträglichkeit die nächste gesellt und bald wieder eine und so weiter, bis irgendwann der Punkt gekommen ist, an dem man gar nichts mehr verträgt – egal, was es ist.

Aus diesem Grund nehmen multiple Nahrungsmittelunverträglichkeiten (Multiintoleranzen) zu. Ganz schlimm wird es aber, wenn durch die Fehlbesiedelung des Darms bzw. durch die chronische Schädigung der Darmwand im Rahmen einer Nahrungsmittelunverträglichkeit diese irgendwann für Nahrungsmittelallergene durchlässig wird. Dann kommen zu den Nahrungsmittelunverträglichkeiten noch Nahrungsmittelallergien dazu.

Es gibt aber auch die umgekehrte Variante, dass nämlich zuerst eine Nahrungsmittelallergie vorliegt, die zu einer chronischen Schädigung der Darmwand führt. Die Folge ist dann oft ein vermehrter Übertritt von Eiweiß aus dem Blut in den Darm. Blut ist ein idealer Nährboden für eiweißabbauende Bakterien; dieser Umstand könnte bei der Entstehung einer Histaminintoleranz von Bedeutung sein.

Kombinationen von Nahrungsmittelunverträglichkeiten

Die Unfähigkeit, ein Nahrungsmittel zu resorbieren, muss noch nicht unbedingt Beschwerden verursachen. Sie ist nur die Voraussetzung dafür, dass sich die Darmflora in einer Weise verändert, dass Beschwerden entstehen können. Aus diesem Grund werden zwei Menschen mit derselben Nahrungsmittelunverträglichkeit oft sehr unterschiedlich stark von Beschwerden geplagt.

Wenn also im Rahmen einer Nahrungsmittelunverträglichkeit Beschwerden auftreten, so ist die Wahrscheinlichkeit hoch, dass weitere Nahrungsmittelunverträglichkeiten folgen. Eine Unverträglichkeit bahnt sozusagen den Weg für die nächste. Außerdem hat eine Fehlbesiedelung des Dünndarms oft zur Folge hat, dass Bakterienprodukte die körpereigenen Enzyme hemmen, so dass wieder »neue« Unverträglichkeiten von Nahrungsmitteln entstehen. Multiintoleranzen sind daher nicht die Ausnahme, sondern eher die Regel.

Folgende Nahrungsmittelunverträglichkeiten treten oft gemeinsam auf:
- Sorbitintoleranz, Fruktoseintoleranz, sorbitabhängige Fruktosemalabsorption
- Laktoseintoleranz und Fruktoseintoleranz
- Histaminintoleranz und Glutamatunverträglichkeit
- Laktoseintoleranz und Histaminintoleranz
- Fruktoseintoleranz und Histaminintoleranz
- Laktose-, Fruktose- und Histaminunverträglichkeit
- Gluten-, Kasein- und Histaminunverträglichkeit
- Nahrungsmittelallergie und Histaminunverträglichkeit

135

Was kann man tun?

Nahrungsmittelunverträglichkeiten sind so verschieden wie die Menschen, die unter ihnen leiden. Dennoch kann man ein grobes Schema zur Vorgehensweise empfehlen, um die Beschwerden einzugrenzen und leichter behandelbar zu machen.

Schritt 1: Magen-Darm-Erkrankungen ausschließen

Es ist zwar richtig, dass eine Nahrungsmittelunverträglichkeit oft den Weg für eine weitere bereitet, dennoch muss man immer auch an die Möglichkeit denken, dass eine Erkrankung des Darms vorliegt und die Nahrungsmittelunverträglichkeit nur ein Symptom für diese Grunderkrankung darstellt. Sie sollten sich in diesen Fällen deshalb immer zuerst an einen Gastroenterologen wenden, um eine entsprechende Grunderkrankung ausschließen zu lassen. Ergibt die Untersuchung keinen eindeutigen Befund, geht die Suche weiter.

Schritt 2: Eine Laktoseintoleranz muss abgeklärt werden

Wenn im Rahmen einer Multiintoleranz eine Laktoseintoleranz vorliegt, sollte neben dem Wasserstoff-Atemtest immer auch eine molekulargenetische Untersuchung durchgeführt werden.

- Ist der Gentest positiv, bedeutet dies, dass eine angeborene Form einer Laktoseintoleranz (primäre Laktoseintoleranz) vorliegt. In diesem Fall ist die Wahrscheinlichkeit groß, dass die Laktoseintoleranz lediglich der »Wegbereiter« für die andere(n) Intoleranz(en) ist.
- Eine weitere Abklärung ist (in den meisten Fällen) nicht notwendig, die Behandlung sollte dann vor allem mit einer laktosefreien Diät bzw. einer Enzymersatztherapie (Laktase) erfolgen.

- Ist der Gentest jedoch negativ, dann liegt definitionsgemäß eine sekundäre Laktoseintoleranz vor, was bedeutet, dass doch eine Darmerkrankung vorliegen muss! In diesem Fall muss man also unbedingt einen Gastroenterologen aufsuchen und nach der zugrunde liegenden Erkrankung suchen lassen.
- Nach unseren Erfahrungen sind etwa zehn Prozent der sekundären Laktoseintoleranzen durch eine bakterielle Fehlbesiedelung (siehe SIBOS Seite 18) bedingt und können mit einer antibiotischen Therapie geheilt werden. Leider werden Fehlbesiedelungen aber oft übersehen, weil der Wasserstoff-Atemtest nicht immer richtig interpretiert wird.

Schritt 3: Medikamentöse Behandlung

Wenn mehrere Intoleranzen bestehen, ist meistens auch eine Nahrungsmittelunverträglichkeit dabei, die medikamentös bzw. mit einer Enzymersatztherapie behandelt werden kann (zum Beispiel Enzymersatztherapie mit Diaminooxidase oder Histaminblocker bei Histaminintoleranz oder Enzymersatztherapie mit Laktase bei Laktoseintoleranz, Näheres siehe Seite 91 bzw. 104. Ist das der Fall, so sollte diese Intoleranz auch tatsächlich medikamentös bzw. enzymatisch behandelt werden, damit wenigstens die Ernährungseinschränkungen für diese eine Intoleranz entfallen. So vermeiden Sie langfristig zu einseitige Diäten und die Entwicklung von Mangelernährung.

Schritt 4: Diätetische Behandlung

Versuchen Sie bitte nicht, Fruchtzucker, Milchzucker, Histamin und Gluten gleichzeitig ganz wegzulassen. Die Gefahr ist groß, dass sich vor lauter ängstlichem Vermeiden eine Essstörung entwickelt. Das gilt vor allem dann, wenn (oft militante) Ernährungsberater alle Nahrungsmittel verbieten wollen, die auch nur die geringsten Spuren von einem der als unverträglich getesteten Substanzen enthalten. Eine Nahrungsmittelunverträglichkeit ist keine Allergie! In den allermeisten Fällen genügt es, weniger von der jeweiligen Substanz (zum Beispiel Fruchtzucker) zu verzehren, sie sollte weitgehend, muss aber nicht vollkommen weggelassen werden. Im Gegenteil: Wir empfehlen sogar, die als unverträglich getestete Substanz zeitweise wieder in kleinen (aber noch verträglichen) Mengen zu essen, sobald die Beschwerden zurückgegangen sind. Hier muss jeder Betroffene seine eigene Toleranzschwelle herausfinden. Vor allem bei Jugendlichen sollte die Gefahr, die von einer Nahrungsmittelunverträglichkeit ausgeht, als geringer angesehen werden, als die Gefahr, eine Essstörung zu entwickeln.

Fruktose- plus Sorbitintoleranz

Bei einer Kombination aus Fruktose- und Sorbitintoleranz sollten Sie zunächst versuchen, nur die sorbithaltigen Nahrungsmittel (Süßigkeiten, Kaugummis, Trockenfrüchte, industriell gefertigte Backwaren, Fertigmüslis und alle Diätprodukte) vom Speiseplan zu streichen. Sorbit führt in den meisten Fällen zu mehr Beschwerden als Fruchtzucker, und oft genügt es bereits, Sorbit zu vermeiden, um eine »normale« Verträglichkeit von Fruchtzucker zu erreichen. Wenn Sie damit allerdings nicht hinreichend beschwerdefrei werden, sollten Sie auch um Fruchtzucker einen Bogen machen. Das ist meist nicht besonders schwierig, da Sorbit und Fruktose in Nahrungsmitteln oft zusammen vorkommen. Weitere Empfehlungen, siehe Abschnitt Sorbitunverträglichkeit (Seite 79).

Laktose- plus Fruktoseintoleranz

In diesem Fall kann die Laktoseintoleranz mit einer Enzymersatztherapie (Laktase) behandelt werden, die Fruktoseintoleranz dagegen nur diätetisch. Kaufen Sie, wenn möglich, laktosefreie Milchprodukte; wenn das nicht möglich ist, verzichten Sie nicht völlig auf Milchprodukte, sondern essen Sie »normal«, und nehmen Sie zu einer laktosehaltigen Mahlzeit das Enzym Laktase ein. Fruchtzucker- und sorbithaltige Nahrungsmittel sollten Sie jedoch meiden. Weitere Empfehlungen finden Sie in den Kapiteln Laktoseintoleranz (Seite 82) und Fruktoseintoleranz (Seite 66).

Histaminintoleranz und Glutamatunverträglichkeit

Wenn im Rahmen einer Multiintoleranz eine Histaminintoleranz vorliegt, reicht es oft schon aus, Nahrungsmittel nicht zu lange zu lagern und alle Speisen frisch zuzubereiten, um eine übermäßige Histaminbildung zu vermeiden. Ob es einen Zusammenhang mit einer Glutamatunverträglichkeit gibt, können Sie sehr leicht selbst herausfinden: Betroffene vertragen das Essen in chinesischen Restaurants oft nicht (»China-Restaurant-Syndrom«) oder reagieren auf Fertigsuppen, Fertigsaucen und andere Fertiggerichte. Selbst wenn Fertigsuppen aus dem Reformhaus stammen und als »glutamatfrei« verkauft werden, sind diese in der Regel nicht wirklich glutamatfrei. Denn wenn der Hersteller Hefeextrakt als Geschmacksverstärker verwendet, darf er »ohne Glutamatzusatz« auf die Packung schreiben (er hat ja nur glutamathaltigen Hefeextrakt zugesetzt!). Die Kennzeichnungsverordnung erlaubt diesen Etikettenschwindel.

In diesem Fall kann die Histaminintoleranz durch das Vermeiden von Glutamat »ausgeheilt« werden. Sie müssen lediglich
- die Geschmacksverstärker (E620–E625)
  - E 620 (Glutaminsäure),
  - E 621 (Natriumglutamat),
  - E 622 (Kaliumglutamat),
  - E 623 (Kalziumglutamat),
  - E 625 (Magnesiumglutamat) sowie
- Tomaten
- Parmesan
- Salami
- Prosciutto bzw. ähnliche Fleischwaren

vermeiden, was in der Regel nicht so schwierig ist.

Enzymersatztherapie mit DAO

Sollte mit der Vermeidung von Glutamat noch keine ausreichende Verbesserung erreicht werden, so gibt es die Möglichkeit, einer Enzymersatztherapie mit DAO (Diaminooxidase). Dieses Enzym kann in Kapselform zu solchen Mahlzeiten eingenommen werden, in denen man einen hohen Histamingehalt vermutet. Oft reicht aber auch die Enzymersatztherapie nicht aus. In diesem Fall können Histaminblocker vor oder sogar noch nach einer histaminhaltigen Mahlzeit eingenommen werden. Nur in den wenigen Fällen, in denen auch das nicht zu einer ausreichenden Besserung führt, sollte auch eine histaminreduzierte Diät eingehalten werden. Weitere Hinweise im Kapitel Histaminintoleranz (Seite 97).

Histaminintoleranz mit Laktose- oder Fruktoseintoleranz

Die Histaminintoleranz ist nach meinen Erfahrungen sehr oft eine »Folgeerkrankung« einer anderen Nahrungsmittelunverträglichkeit. Wenn Sie auf histaminhaltige oder -freisetzende Nahrungsmittel mit Unverträglichkeitssymptomen reagieren, lassen Sie sich auf andere Nahrungsmittelintoleranzen untersuchen.

Wird die »Grunderkrankung« (beispielsweise eine Laktoseintoleranz) richtig behandelt, so verschwindet die Histaminintoleranz meist irgendwann von selbst. Es lohnt sich dann, immer wieder einmal zu testen, ob histaminhaltige Nahrungsmittel oder histaminfreisetzende Nahrungsmittel doch wieder vertragen werden.

Gluten-, Kasein- und Histaminunverträglichkeit

Komplizierter gestaltet sich die Situation, wenn eine Gluten- oder Kasein-Unverträglichkeit mit einer anderen Nahrungsmittelunverträglichkeit (nicht Nahrungsmittelallergie!) kombiniert vorkommt. Hier sollte man sich an seinen Arzt wenden, um die individuelle Vorgangsweise zu besprechen. Gluten und Kasein haben die Eigenschaft, im Darm derart abgebaut zu werden, dass die resultierenden »Bruchstücke« eine opiatähnliche Wirkung haben. Dies kann zu vermehrter Histaminfreisetzung aus Mastzellen führen. Liegt eine Histaminabbaustörung (DAO-Mangel) oder eine hohe Dichte an Mastzellen vor (Mastozytose), so können diese Abbauprodukte zu den gleichen Beschwerden führen wie Histamin in der Nahrung.

Patienten mit Neurodermitis erfahren deshalb manchmal eine Besserung, wenn sie Histamin, Gluten und Kasein aus ihrer Nahrung streichen. Wenn man aber so empfindlich ist, dass man nicht nur auf hohe Histamingehalte in der Nahrung reagiert, sondern auch auf histaminfreisetzende Nahrungsmittelbestandteile (wie Gluten und Kasein), sollte man sich an einen allergologisch orientierten Arzt wenden. Dieser kann feststellen, ob den Beschwerden nicht vielleicht doch eine Erkrankung (Mastozytose, Neurodermitis oder eine Form der Nesselsucht [Urtikaria]) zugrunde liegt, die auch anders als mit Diät behandelt werden muss.

Allergie plus Unverträglichkeit

Eine Nahrungsmittelunverträglichkeit kann auch zusammen mit einer Nahrungsmittelallergie auftreten. In diesem Fall hat die Behandlung der Allergie immer Vorrang vor der Behandlung der Unverträglichkeit. Die häufigste Nahrungsmittelallergie ist das Birke-Nuss-Kernobst-Syndrom; doch zum Glück für die Betroffenen können die entsprechenden

Nahrungsmittel in der Regel alle gegessen werden, wenn sie ausreichend gekocht wurden, da das verantwortliche Allergen (Betv1) durch Hitze inaktiviert wird.

Bei sehr vielen Formen von Nahrungsmittelallergien gibt es die Möglichkeit einer Hyposensibilisierungstherapie, die zwar nicht immer, aber doch sehr oft zu einer Verträglichkeit der betroffenen Nahrungsmittel führt. Hier ist in jedem Fall die Beratung durch einen Allergologen zu empfehlen. Die diätetische Behandlung der gleichzeitig bestehenden Nahrungsmittelunverträglichkeit ist in den meisten Fällen ratsam, da sich Unverträglichkeiten und Allergien gegenseitig ungünstig beeinflussen.

»Was kann ich überhaupt noch essen?«

Stellvertretend für viele ähnliche Fälle möchte ich Ihnen von Nicola und ihrem Leidensweg erzählen.

Die Ausgangssituation

Nicola S., eine leicht untergewichtige Patientin, die früher an einer Ess-Brech-Sucht (Bulimie) gelitten hat, kommt in meine Sprechstunde. Sie berichtet, dass sie sich nun sehr »bewusst« ernährt und ihre Nahrungsmittel ausschließlich in Reformhäusern oder in Bioläden kauft. Sie isst hauptsächlich Rohkost (Obst und Gemüse), Müslis sowie pro- und präbiotische Milchprodukte. Doch trotz dieser »gesunden« Ernährung leidet sie ständig unter Blähungen, schmierigen Stühlen, zeitweise auch unter Durchfall und krampfartigen Bauchschmerzen. Im letzten Jahr hat sie vier Kilogramm Gewicht verloren und wiegt nun 49 Kilo bei einer Körpergröße von 166 Zentimetern (das entspricht einem BMI von 17,8).

Die Patientin zeigt mir eine Liste mit über 100 Nahrungsmitteln, die bei ihr als unverträglich getestet worden seien. Mittels Atemtest hat ihr Hausarzt vor Kurzem außerdem eine Fruchtzucker- und eine Milchzuckerunverträglichkeit festgestellt. Nicola S. ist ratlos. Sie fragt sich, was sie überhaupt noch essen kann, wenn sie neben den 100 bereits »verbotenen« nun auch noch auf fruktose- und laktosehaltige Lebensmittel verzichten soll – zumal sie als Vegetarierin kein Fleisch essen möchte.

Eine »fruchtzuckerarme« Diät (bei der sie allerdings trotzdem bis zu vier Liter Fruchtsaft pro Tag getrunken hat, weil sie damit ihren Vitaminbedarf decken wollte) und eine laktosearme Diät haben zu keiner Besserung geführt. Sie nimmt jetzt verschiedene Nahrungsergänzungsmittel und Vitaminpräparate ein, um einer Mangelernährung vorzubeugen, da sie kaum mehr Abwechslung in ihrer Ernährung hat.

Frau S. ist sehr beunruhigt, weil sie trotz aller Maßnahmen weiter abnimmt. Dass sie in letzter Zeit auch keinen Alkohol verträgt (wenn sie Sekt trinkt, bekommt sie rote Flecken im Gesicht und am Hals), stört sie dagegen weniger.

Die Bewertung

Offenbar war die Essstörung bei dieser Patientin noch nicht ausgeheilt: Aus der Angst, zu viel zu essen, hat sich ein Zwang entwickelt, unbedingt die »richtigen« Nahrungsmittel essen zu müssen (Orthorexie). Je schlechter sich Frau S. fühlte, umso stärker bemühte sie sich, sich »noch gesünder« zu ernähren. Dadurch haben sich aber ihre Unverträglichkeitsreaktionen verschlechtert. Wahrscheinlich hätten ihre Beschwerden nie ein solches Ausmaß angenommen, wenn sie mehr auf ihren Appetit gehört hätte statt auf die zahlreichen Ratschläge aus dem Internet. Die Entwicklung einer Multiintoleranz war so vorprogrammiert.

Die Behandlung

1. Visite: Als erste allgemeine Maßnahmen rate ich Frau S., Rohkost und Vollkornprodukte, so weit es geht, zu vermeiden und statt dessen leicht verdauliche, weich gekochte Kost zu sich zu nehmen. Außerdem soll sie einen Bogen um exotische Nahrungsmittel sowie »zu Gesundheitszwecken« modifizierte Nahrungsmittel (»Functional Food«) machen, deren Wirkungen für den Laien fast nicht abzuschätzen sind. Vitaminpräparate und Nahrungsergänzungsmittel soll sie alle absetzen, da bei Ausheilung des Darms keine Mangelernährung zu erwarten ist. Die fruktosarme Diät muss Frau S. dagegen unbedingt fortsetzen – einschließlich des völligen Verzichts auf Fruchtsäfte. Zur Behandlung der Laktoseintoleranz verordne ich ihr Laktasetabletten und empfehle ihr, ansonsten auf laktosefreie Milchprodukte auszuweichen. Gleichzeitig ermutige ich sie, so weit wie möglich wieder lustgesteuert zu essen und kleine »Fehler« durchaus zuzulassen. Zur weiteren medizinischen Abklärung nehmen wir Blut ab: eine Probe für die molekulargenetische Untersuchung auf das Vorliegen einer primären Laktoseintoleranz und eine zweite zur Bestimmung der Diaminooxidaseaktivität (DAO), die bei der Histaminintoleranz eine Rolle spielt.

2. Visite: Die Verdauungsbeschwerden von Frau S. sind deutlich besser, die Durchfälle sind seltener, aber nach wie vor vorhanden; das Gleiche gilt auch für die Blähungen und die Bauchschmerzen. Die Blutuntersuchung hat eine erniedrigte DAO-Aktivität ergeben. Daraus und aus den beschriebenen Symptomen nach Alkoholgenuss kann die Diagnose einer Histaminintoleranz gestellt werden. Ich verordne Frau S. eine Dauertherapie mit einem Antihistaminikum, damit sie nicht auch noch eine histaminarme Diät einhalten muss. Die molekulargenetische Untersuchung deutet auf eine sekundäre (erworbene Form)

von Laktoseintoleranz hin, deshalb wird ein Glukose-Atemtest veranlasst.

3. Visite: Unter der Therapie mit dem Antihistaminikum verbessern sich die Beschwerden von Frau S. weiter. Die Bauchkrämpfe sind fast verschwunden, ebenso die Durchfälle, sie hat aber weiterhin Blähungen und schmierigen Stuhl. Aus den Ergebnissen des Glukose-Atemtests kann auf eine bakterielle Fehlbesiedelung des oberen Dünndarms geschlossen werden (eine häufige Ursache für eine sekundäre Laktoseintoleranz); deshalb beginnen wir zusätzlich mit einer antibiotischen Therapie. Die laktosefreie Diät wird etwas gelockert: Nicola S. darf jetzt auch laktosehaltige Lebensmittel essen, sofern diese einen hohen Fettgehalt aufweisen (der hohe Fettgehalt verlängert die Kontaktzeit zwischen dem Enzym Laktose und dem in der Nahrung enthaltenen Milchzucker, sodass dieser aufgespalten werden kann).

4. Visite: Die sekundäre Laktoseintoleranz ist erfolgreich ausgeheilt. Frau S. braucht keine laktosefreie Diät mehr einzuhalten. Ich rate ihr aber, bei Milchprodukten keine Light-Produkte auszuwählen, sondern ruhig die mit höherem Fettgehalt; außerdem soll sie möglichst keine Pro- und Präbiotika zu sich nehmen. Die Histaminempfindlichkeit hat sich so weit gebessert, dass Frau S. das Antihistaminikum nur mehr bei Bedarf einnehmen muss bzw. es durch eine Enzymersatztherapie mit DAO ersetzen kann.

Nach einem 5. Besuch kann ich die Patientin allein mit der Empfehlung, eine fruchtzuckerarme Diät beizubehalten, als »geheilt« entlassen. Die Diaminooxidaseaktivität ist wieder im Normbereich und Frau S. kann histaminhaltige Nahrungsmittel meistens vertragen. Nur in seltenen Fällen muss sie noch zu ihrem Antihistaminikum greifen.

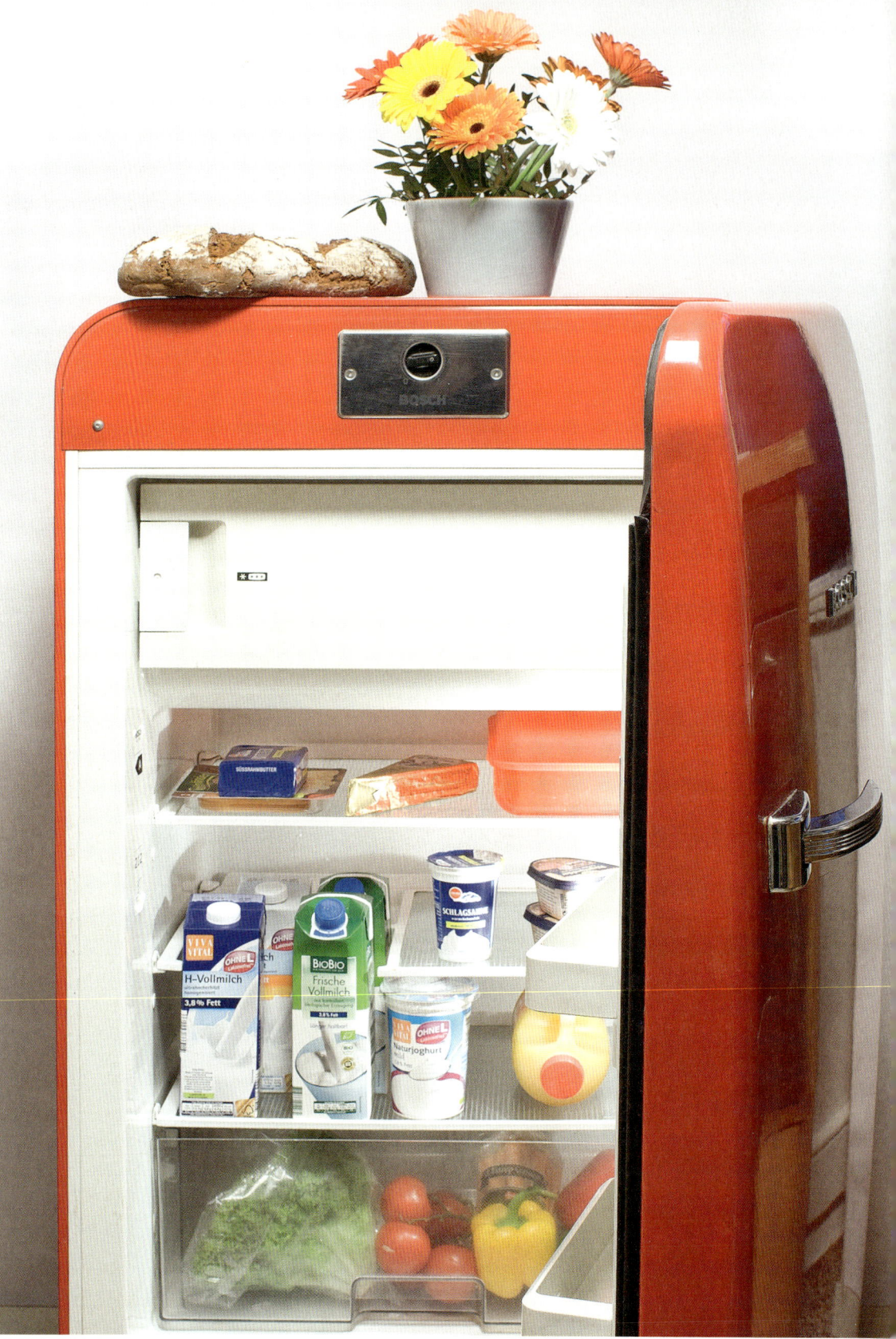

Wie gelingt die Umsetzung im Alltag?

In einem Ratgeber, der einen Überblick über ein sehr komplexes Thema bietet, bleiben zwangsläufig viele individuelle Fragen offen. Die in der Praxis am häufigsten gestellten Fragen finden Sie im nachfolgenden Kapitel beantwortet. Alle weiteren sollten Sie mit Ihrem behandelnden Arzt besprechen.

Häufige Fragen zu Intoleranzen

In diesem letzten Kapitel geht es um die Beantwortung von Fragen, die mir häufig von meinen Patienten gestellt werden – zur Umsetzung von Diätregeln, dem Umgang mit Nahrungsmittelunverträglichkeiten oder auch der Kostenfrage.

Fragen zu Intoleranzen allgemein

Zahlt die Krankenkasse Untersuchungen zur Diagnose von Nahrungsmittelunverträglichkeit?
Es gibt so viele unterschiedliche Versicherer, dass die Frage leider nicht eindeutig beantwortet werden kann. Im Allgemeinen werden Prick- und RAST-Tests, die für die Diagnostik von Nahrungsmittelallergien notwendig sind, bezahlt. Die Atemgasanalysen sind zwar etabliert, werden aber von den Kassen meistens noch nicht als Kassenleistung anerkannt, sodass der Patient die Kosten in der Regel selber tragen muss. Lediglich manche Privatversicherer sind bereit, die Kosten dafür zu übernehmen.

Gerade auf dem neuen Gebiet der Diagnostik von Nahrungsmittelunverträglichkeiten ist es sowohl in Deutschland als auch in Österreich oft sehr schwer, einen Kostenersatz zu bekommen.

Muss ich Rohkost essen, um keine Mangelerscheinungen zu bekommen?
Nein. Indem sich der Mensch das Feuer nutzbar machen konnte, hat er vor vielen Jahrtausenden einen Selektionsvorteil gegenüber allen anderen Lebewesen erworben. Durch Erhitzen (Kochen und Braten) wurde Nahrung besser verdaulich, und Parasiten, Bakterien, Viren, Pilze, Allergene sowie manche Nahrungsmitteltoxine wurden zerstört. Unser gesamter Verdauungsapparat ist an diese Ernährungsweise angepasst.

Erst im 20. Jahrhundert hat sich, aus wissenschaftlich weder beleg- noch nachvollziehbaren Gründen die Rohkost etabliert. Weil es angeblich für den Menschen »natürlicher« sei (was definitiv nicht stimmt, siehe oben), wurde und wird propagiert, alles ungekocht zu essen: rohes Obst, rohes Gemüse, rohes Korn (wie z. B. »Müsli«) usw.

Die Folge davon war und ist, dass viele Menschen Verdauungsstörungen bekommen, weil ihr Darm nicht darauf eingestellt ist, rohe Nahrungsmittel zu verarbeiten, zumal viele Nahrungsmittel erst durch das Erhitzen ihre Giftigkeit verlieren (z. B. Bohnen). Ausnahmen davon sind Salate, geschälte Salatgurken und Tomaten: Diese werden aber in der Regel auch roh gut vertragen. Mangelerscheinungen sind durch das Kochen von Nahrungsmitteln nicht zu erwarten (auch wenn das viele Ernährungswissenschaftler so darstellen).

Können Probiotika oder »gute« Darmbakterien helfen, meine Verdauungsprobleme zu beseitigen?
Nein. Durch die Einnahme von sogenannten »guten« Bakterien wird bestenfalls vorübergehend – wenn überhaupt – eine Besserung der Beschwerden erreicht. Wenn Sie dagegen

unverträgliche Nahrungsmittel(bestandteile) meiden, werden die »schlechten« Bakterien im Darm »ausgehungert«, dadurch können sich Ihre »guten« Darmbakterien wieder vermehren.

Wichtig ist es, die Voraussetzungen dafür zu schaffen, dass sich in Ihrem Darm Ihr »eigenes« Gleichgewicht der Darmbakterien einstellt und nicht das, was sich ein Probiotikahersteller unter Gleichgewicht vorstellt.

Helfen Nahrungsergänzungsmittel, wenn man an einer Nahrungsmittelintoleranz leidet?
Nein. Leider kommen mehr und mehr Produkte auf den Markt, die als Nahrungsergänzungsmittel Abhilfe bei diversen Beschwerden, auch bei Nahrungsmittelunverträglichkeiten, versprechen. Im Angebot sind Enzyme, Säfte aus exotischen Früchten oder gefriergetrocknete Konzentrate aus Obst oder Gemüse, die allesamt teuer verkauft werden. Aber oft lösen Nahrungsergänzungsmittel selbst eine Unverträglichkeitsreaktion oder eine Allergie aus und führen so zu einer

Verschlechterung gerade von jenen Symptomen, die man damit bekämpfen wollte.

Wenn Sie den Verdacht haben, dass Sie unter einer Nahrungsmittelunverträglichkeit leiden, sollten Sie als Erstes alle Nahrungsergänzungsmittel absetzen. Menschen, die auf eine gesunde und natürliche Lebensweise Wert legen, sollten überhaupt auf Nahrungsergänzungsmittel verzichten, da diese – im Gegensatz zu Arzneimitteln – so gut wie keiner Kontrolle unterliegen und selbst ein Fachmann das Verhältnis von Nutzen zu Risiken nicht mehr abschätzen kann. Hier sollte der Staat endlich mehr Kontrolle ausüben.

Wünschenswert wäre auch, dass die Lebensmittelhersteller den zunehmenden Nahrungsmittelunverträglichkeiten mehr Beachtung schenken. Und es wäre unbedingt notwendig, dass staatliche Institutionen industrieunabhängige Forschung auf diesem Gebiet fördern und ihre Förderung dabei nicht an die gleichzeitige Mitförderung von industriellen Unternehmen koppeln.

WISSEN

Muscheln gegen Osteoporose

Wie gefährlich Nahrungsergänzungsmittel sein können, sei am Beispiel einer Patientin erzählt, die ihre Osteoporose nicht mit schulmedizinischen Medikamenten behandeln lassen wollte. Statt der verschriebenen Medikamente nahm sie Haifischmehl und Muschelpulver zu sich. Sie bekam chronischen Durchfall und vermutete eine Nahrungsmittelunverträglichkeit, weshalb sie zu mir kam. Bei der Stuhluntersuchung konnten Lamblien (einzellige Lebewesen) gezüchtet werden, die offenbar aus dem Nahrungsergänzungsmittel stammten. Muscheln leben mit Vorliebe im Brackwasser und zeichnen sich dadurch aus, dass

sie große Mengen Wasser aufnehmen und gefiltert wieder ausscheiden. So gelangen auch Mikroorganismen aus Fäkalien in die Muscheln. Werden solche Muscheln bei der Verarbeitung nicht ausreichend lange erhitzt, können diese Keime in dem Muschelprodukt verbleiben und den Konsumenten infizieren. Auf diesem Weg kann ein »natürliches« Nahrungsergänzungsmittel zum gefährlichen Krankmacher werden. (Aber selbst bei ausreichender Erhitzung können hitzestabile Allergene in einem Nahrungsergänzungsmittel verbleiben und so allergische Beschwerden auslösen.)

Im Internet kursieren so viele verschiedene Tabellen – wem soll ich da glauben?
Im Prinzip nur sich selbst. Am vertrauenswürdigsten sind noch die Angaben im Bundeslebensmittelschlüssel (BLS) – diese Daten sind allerdings nicht frei zugänglich, sondern nur nach Erwerb einer Lizenz – oder die Lebensmitteltabellen eines Autorenteams der Deutschen Forschungsanstalt für Lebensmittelforschung (»Der kleine Souci-Fachman-Kraut«). Die im Internet kursierenden Nahrungsmitteltabellen wurden von den verschiedensten Autoren immer wieder abgeschrieben und ergänzt, sodass nicht mehr nachvollziehbar ist, wer die Bestimmungen der Inhaltsstoffe überhaupt durchgeführt hat.

Und selbst bei den Angaben »guter« Quellen (BLS) ist zu beachten, dass die Inhaltsstoffe eines Lebensmittels je nach Erntezeit (sowohl im Jahres- als auch im Tageszyklus), Sonnenexposition (geografische Lage, Freiland oder Treibhaus), der landwirtschaftlichen Produktionsart (Hydrokultur, klassischer Landbau), der Lagerart, der durch Züchtung und Gentechnik veränderten Pflanzensorte etc. so unterschiedlich sein können, dass eigentlich überhaupt keine Tabellen für die Praxis zu gebrauchen sind. Genau genommen nützen sie nur denen, die sie verkaufen können, nicht jedoch den Konsumenten.

Ich habe eine Nahrungsmittelunverträglichkeit, und meine Beschwerden verstärken sich, wenn ich viel Sport treibe. Was kann ich tun?
Wenn die Beschwerden bei körperlicher Belastung zunehmen, kann dies im Wesentlichen drei Ursachen haben: Entweder ist die Trainingsintensität zu hoch, sodass der Darm schlecht durchblutet und damit in seiner Funktion eingeschränkt wird, oder es liegt zusätzlich eine Histaminintoleranz vor. Starke körperliche Belastung kann nämlich zu vermehrter Histaminausschüttung und damit zu einer Zunahme der Beschwerden führen.

Schließlich sollte noch abgeklärt werden, ob es sich bei Ihnen vielleicht um eine »weizenabhängige, anstrengungsinduzierten Anaphylaxie« (*Wheat Dependent Exercise Induced Anaphylaxis*, kurz: WDEIA) oder eine »obstabhängige, anstrengungsinduzierte Anaphylaxie« (*Fruit Dependent Exercise Induced Anaphylaxis*, kurz: FDEIA) handelt (Seite 119).

Fragen zur Fruktoseintoleranz

Ist eine Fruktosemalabsorption heilbar, oder muss ich ein Leben lang eine fruktosearme Diät einhalten?
Wenn die Fruktoseintoleranz auf dem Boden einer Darmerkrankung entstanden ist, kann mit der erfolgreichen Behandlung der Darmerkrankung auch mit der Ausheilung der Fruktoseintoleranz gerechnet werden. In allen anderen Fällen bleibt eine Fruktosemalabsorption nach dem derzeitigen Wissensstand ein Leben lang bestehen. Allerdings hat nur die Hälfte der Betroffenen mit Fruktosemalabsorption tatsächlich Beschwerden. Die Chance, auch ohne Diät beschwerdefrei zu werden, beträgt also etwa 50 Prozent.

Muss ich bei Fruktosemalabsorption auf jeglichen Fruchtzucker verzichten?
Nein. Die Toleranzschwelle für die Fruktoseaufnahme ist bei den Betroffenen sehr unterschiedlich. Es kann ohne Weiteres sein, dass jemand noch beträchtliche Mengen an Fruchtzucker verträgt. Kleinste Mengen sollten sogar bewusst immer wieder eingenommen werden. Dadurch verhindern Sie, dass Sie immer empfindlicher gegen Fruchtzucker werden.

Darf man bei Fruktosemalabsorption Haushaltszucker (der ja auch Fruchtzucker enthält) essen?

Ja. Haushaltszucker ist nur für Personen mit HFI (hereditärer Fruktoseintoleranz) verboten. Wenn Sie an intestinaler Fruktoseintoleranz (Fruktosemalabsorption) leiden, können Sie problemlos Haushaltszucker (Saccharose) zu sich nehmen.

Wenn ich bei Fruktoseintoleranz kein Obst essen darf, muss ich dann Vitamintabletten einnehmen?

Nein! Patienten mit Fruktosemalabsorption haben zwar relativ häufig Vitaminmangelzustände, wenn Sie jedoch eine fruktosereduzierte Diät einhalten, kommt es trotz geringerer Zufuhr von Vitaminen zu einer verbesserten Vitaminversorgung. Grund dafür ist, dass sich durch die verbesserte Verdauungsleistung des Darms (weniger Durchfall) die Aufnahme von Vitaminen aus der Nahrung (Bioverfügbarkeit) deutlich verbessert.

Das heißt, obwohl Sie weniger Obst und Fruchtsäfte konsumieren, wird Ihr Körper sogar besser mit Vitaminen versorgt als vorher. Die Zufuhr von Obst und Fruchtsäften würde diesen Heilungseffekt wieder zerstören.

Kann man durch gleichzeitige Einnahme von Traubenzucker (Glukose) die Fruchtzuckerunverträglichkeit günstig beeinflussen?

Theoretisch ja, weil Glukose gewissermaßen »hilft«, den Fruchtzucker aufzunehmen. In der Praxis wird aber der Zuckerkonsum dadurch so erhöht, dass die Wahrscheinlichkeit einer bakteriellen Fehlbesiedelung des oberen Dünndarms steigt. Und das würde neue Beschwerden (und Unverträglichkeiten) nach sich ziehen. Wir raten deshalb davon ab, die Fruchtzuckerverträglichkeit auf diesem Weg zu verbessern.

Soll ich bei Fruchtzuckerunverträglichkeit Enzymtabletten nehmen?

Ich rate davon ab, da das Enzym Xylose-Isomerase nicht nur Fruchtzucker abbauen, sondern auch bilden kann. In welche Richtung die chemische Reaktion abläuft (also was das Enzym tatsächlich tut), hängt unter anderem davon ab, welche Ausgangssubstanzen (Substrat) gerade vorhanden sind. Bei Mahlzeiten, die aus verschiedenen, unterschiedlich zusammengesetzten Nahrungsmitteln bestehen, ist nie ganz klar, welche Substanzen in welchen Mengen darin vorliegen, sodass man auch nie sicher sein kann, ob das Enzym die Reaktion in die gewünschte Richtung lenkt.

Außerdem scheint die Xylose-Isomerase aus manchen Nahrungsmittelbestandteilen Alkohol zu bilden, der die Gefahr von Leberschäden erhöht. Schließlich steigt bei langer Anwendung möglicherweise die Wahrscheinlichkeit einer Fehlbesiedelung mit Bakterien, welche die Stoffwechselprodukte der Xylose-Isomerase brauchen. Solange es nicht mehr und vor allem vom Hersteller unabhängige Langzeitstudien gibt, würde ich dieses Enzym nur in ganz seltenen Ausnahmefällen anwenden (z. B. wenn im Rahmen eines Fruktosetoleranztests starke Nebenwirkungen auftreten), aber nicht zur Dauertherapie empfehlen.

Fragen zur Laktoseintoleranz

Ist Laktoseintoleranz eine Krankheit oder eine Befindlichkeitsstörung?

Laktoseintoleranz ist keine Krankheit, wenn die Ernährung dem Enzymmangel angepasst ist. Früher waren die regional unterschiedlichen Ernährungsweisen der genetischen Ausstattung der jeweiligen Bevölkerung angepasst und damit gab es fast keine Probleme. Durch die Globalisierung ist das nicht mehr der Fall, sodass die Laktoseintoleranz immer mehr Krankheitscharakter bekommt.

Wenn man keine Milch trinkt und keine Milchprodukte zu sich nimmt, bekommt man dann einen Kalziummangel?

Nein. Auch wenn Milch und Milchprodukte die hauptsächlichen Kalziumquellen in unserer Nahrung darstellen, kommt es zu keinem Kalziummangel. Würde der Verzicht auf Milch zu Kalziummangel führen, müssten auch alle anderen Säugetiere, die nach dem Abstillen bekanntlich laktoseintolerant werden und jegliche Milch meiden, an Kalziummangel leiden. Das ist aber nicht der Fall.

Muss ich bei Laktoseintoleranz Kalziumtabletten einnehmen?

Nein, es sei denn, Sie haben einen nachgewiesenen Kalziummangel, der mit der Gabe von Vitamin-D-Tabletten nicht ausreichend behandelt werden kann (was sehr selten ist). Kalziumzufuhr in hohen Konzentrationen führt im Darm zur Bildung von sogenannten Kalkseifen: Diese verschlechtern in der Regel die Verdauungssituation.

Außerdem sind in letzter Zeit Studien erschienen, die zeigen, dass eine Kalziumsubstitution mit gesundheitlichen Riskien einhergeht (z. B. Nierensteinbildung, Herzrhythmusstörungen, Mangel an anderen zweiwertigen Ionen wie etwa Magnesium).

Viel wichtiger als zusätzliche Kalziumgaben ist eine ausreichende Versorgung mit Vitamin D.

Haben Laktoseintolerante ein erhöhtes Osteoporoserisiko?

Wahrscheinlich ja. Dies gilt besonders für Raucher, schlanke Personen, Menschen mit blonden Haaren und blauen Augen sowie für Frauen nach den Wechseljahren.

Früher glaubte man, dass die Laktoseintoleranz mit einer höheren Osteoporosehäufigkeit einhergeht, weil die Betroffnen weniger Milch und damit weniger Kalzium zu sich nehmen. Heute ist man eher der Ansicht, dass es sich um eine eine genetisch bedingte Erhöhung des Osteoporoserisikos handelt, wobei dies vor allem den nordeuropäischen Menschentyp (blond, blauäugig und laktoseintolerant) betrifft.

Schlanke Frauen haben deshalb ein höheres Osteoporoserisiko, weil sie weniger Fettgewebe besitzen. Nach den Wechseljahren wird das Fettgewebe benötigt, um die in der Nebenniere gebildeten Hormonvorstufen in aktive Östrogene umzuwandeln. Ist nach der Menopause wenig Fettgewebe vorhanden, kann es zu einem Mangel an Östrogenen kommen; dadurch erhöht sich das Osteoporoserisiko.

Ist Ziegen-, Schafs- oder Stutenmilch für Laktoseintolerante besser verträglich?

Leider nein. Die Milch aller Tiergattungen hat etwa denselben Laktosegehalt, sodass es in Bezug auf die Laktoseintoleranz völlig gleichgültig ist, welche Milch Sie trinken. Erst in der Weiterverarbeitung wird der Laktosegehalt je nach Verfahren unterschiedlich beeinflusst. Die Angaben auf der Verpackung können helfen, eine Vorstellung zu bekommen, wie viel Laktose ein Produkt enthält. Leider sind konkrete Angaben zum Laktosegehalt nicht vorgeschrieben.

Darf ich bei Laktoseintoleranz gar keine Milchprodukte essen?

Die meisten Menschen mit Laktoseintoleranz vertragen kleine Mengen Laktose ohne Probleme, das heißt, sie können durchaus Milchprodukte mit geringem Laktosegehalt (Sahne, Butter, manche Käsesorten und laktosefreie Produkte) zu sich nehmen. Es gibt aber einzelne Patienten mit Laktoseintoleranz, die selbst geringste Laktosemengen nicht vertragen. Diese Gruppe sollte ganz auf Milchprodukte verzichten – sogar wenn diese als »laktosefrei« deklariert sind, da man bei Milchprodukten keine 100-prozentige Laktosefreiheit erreichen kann.

Hat man bei Laktoseintoleranz eine verkürzte Lebenserwartung?

Nein, sonst müssten drei Viertel der Weltbevölkerung eine verkürzte Lebenserwartung haben. Es kann aber (vor allem in der hochzivilisierten Welt) zu Folgeerkrankungen wie Osteoporose, Divertikulose, Kreuzschmerzsyndrom etc. kommen, die unbehandelt die Lebenserwartung sehr wohl verkürzen können.

Ich vermute bei mir eine Laktoseintoleranz. Kann ich versuchsweise eine Enzymersatztherapie machen?

Im Prinzip ja, da mit dieser Art der Enzymersatztherapie eigentlich kein großes Risiko verbunden ist. Bei bekannter Schimmelpilzallergie sollte man eine Enzymersatztherapie allerdings nur unter ärztlicher Aufsicht durchführen, da die Enzyme oft aus Schimmelpilzen gewonnen werden und eventuell Spuren von Schimmelpilzallergenen enthalten. Einfacher ist es, versuchsweise eine laktosefreie Diät einzuhalten und sich selber zu beobachten, ob es damit besser geht.

Kann ich bei einer Laktoseintoleranz Medikamente einnehmen, die Laktose enthalten?

In der Regel ja. Die Laktosemenge in Medikamenten bewegt sich im Milligramm-Bereich, während der Laktosegehalt von Nahrungsmitteln im Gramm-Bereich liegt, also um den Faktor 1 000 höher ist. Es gibt aber einige wenige Patienten mit Laktoseintoleranz, die selbst kleinste Laktosemengen nicht vertragen. In diesem Fall sollten Sie sich von Ihrem Apotheker beraten lassen und zu Medikamenten mit anderen Füllstoffen wechseln.

Fragen zu Zöliakie und Histaminintoleranz

Ich leide seit meiner Kindheit an Zöliakie. Mir hat jemand gesagt, dass sich das im Erwachsenenalter auswächst. Darf ich jetzt wieder kleine Mengen an glutenhaltigen Nahrungsmitteln zu mir nehmen?

Nein!!! Die häufige Meinung, dass eine Zöliakie ausheilen kann, ist leider falsch; man wird auch mit zunehmendem Alter nicht toleranter gegenüber Gluten.

Mein Arzt hat mir gesagt, dass ich nicht an einer Zöliakie leide und deshalb keine glutenfreie Diät einhalten muss. Mir geht es aber so besser. Was soll ich jetzt tun?

Wenn Sie sich unter einer glutenfreien Diät besser fühlen, spricht nichts dagegen, langfristig eine glutenarme Diät beizubehalten. Man weiß von Zöliakiepatienten, dass auch eine jahrelange glutenfreie Diät nicht zu Mangelerscheinungen führt.

Bei mir wurde eine Histaminintoleranz festgestellt. Muss ich jetzt mein Leben lang eine histaminfreie Diät einhalten?

In der Regel nicht. Die Empfindlichkeit gegenüber Histamin in der Nahrung variiert oft beträchtlich und ist meist abhängig von Begleiterkrankungen (Infekten, Laktose-, Fruktose-, Sorbitunverträglichkeit etc.). Wenn Ihre Beschwerden abgeklungen sind, können Sie durchaus ausprobieren, ob Sie wieder geringe Mengen an Histamin vertragen.

Man hat mir gesagt, dass man bei Histaminintoleranz keine Röntgenkontrastmittel bekommen darf und sich nicht operieren lassen darf. Stimmt das?

Nein. Allerdings wird bei Verabreichung von Röntgenkontrastmitteln (auch bei den neuen Röntgenkontrastmitteln) sowie unter Narkose relativ viel Histamin freigesetzt, sodass es zu Beschwerden kommen kann. Dem kann man aber einfach vorbeugen: Bitten Sie den Arzt, vor einer Operation oder Röntgenkontrastmittelgabe ein Antihistaminikum (H1-Blocker) und einen H2-Blocker (in schweren Fällen auch Cortison) vorzuspritzen. Bei kleineren Eingriffen reicht auch die orale Einnahme dieser Medikamente aus.

Service

Bücher zum Weiterlesen

Fruktosemalabsorption, Fruktoseintoleranz

Ledochowski M, Hölzl C, **Fruchtzuckerarm kochen und sich wohl fühlen**. Wien: Krenn Verlag, 2004

Ledochowski M, **H_2-Atemteste**. Innsbruck: Akademie für Ernährungsmedizin GmbH, 2008 (antiquarisch erhältlich)

Schäfer C, Kamp A, **Köstlich essen: Fruktose, Laktose und Sorbit vermeiden**. Stuttgart: TRIAS Verlag, 2009

Klug S, Schulz S, **Nahrungsmittelintoleranzen bei Kindern. Das Kochbuch**. Ganz einfach: Kinderklassiker ohne Laktose und Fruktose. Stuttgart: TRIAS Verlag, 2011

Laktoseintoleranz

Hof C, **Köstlich essen bei Laktose-Intoleranz**. Stuttgart: TRIAS Verlag, 2012

Hofele K, **Richtig einkaufen bei Laktose-Intoleranz**. Stuttgart: TRIAS Verlag, 2012

Ledochowski M, **Laktoseintoleranz und Milchunverträglichkeiten**. Innsbruck: Akademie für Ernährungsmedizin GmbH, 2008

Ledochowski M, Fassl-Garbani E, Datta B, **Milchzuckerarm kochen und sich wohl fühlen**. Wien: Krenn Verlag, 2005

Rollinger M, **Milch besser nicht.** Trier: Jou-Verlag, 2013

Histaminintoleranz

Abbot G, Lieners C, Mayer I, Missbichler A, Pfisterer M, Schmutz H, **Nahrungsmittelunverträglichkeit** (Histamin Intoleranz). Mauerbach: HSC, 2012

Jarisch R, **Histamin-Intoleranz, Histamin und Seekrankheit.** Stuttgart: Thieme Verlag, 2013

Schäfers N, **Histaminarm kochen – vegetarisch.** Darmstadt: Pala-Verlag, 2009

Völkel A, **Gesunde Küche: bewusst genießen – schmackhaft & lecker.** Kempten: AVA-Verlag, 2013

Zöliakie

Hiller A, Zöliakie – **Einfach auf glutenfrei umstellen.** Stuttgart: TRIAS Verlag, 2012

Ledochowski M, **Brot-, Gluten- und Getreideunverträglichkeiten.** 2. A. Innsbruck: Akadmed-Verlag, 2010

Ledochowski M, **Wenn Brot und Getreide krank machen: Gluten-Intoleranz, Zöliakie – oder was sonst?** Stuttgart: TRIAS Verlag, 2011

Übergreifend (mehrere Nahrungsmittelunverträglichkeiten)

Jäger L, Wüthrich B, Ballmer-Weber B, Vieths S, Nahrungsmittelallergien und -intoleranzen. München: Urban & Fischer, 2008

Ledochowski M, **Klinische Ernährungsmedizin.** Wien: Springer-Verlag, 2010 (Fachbuch)

Wolzt M, Ring J, Feffer-Holik S, **Gesund essen & trotzdem krank.** Gluten-, Lactose-, Fructose-, Histamin-Intoleranz. Wien: Verlagshaus der Ärzte, 2008 (antiquarisch erhältlich)

Hilfreiche Internetadressen

Bitte beachten Sie, dass mittlerweile zahlreiche Internetportale zum Thema Nahrungsmittelunverträglichkeiten existieren. Die Mehrzahl dieser Portale wird von nicht medizinisch ausgebildetem Personal betrieben und ist von kommerziellen Interessen geleitet. Es ist daher entsprechende Vorsicht geboten.

Deutschland

Nationale Kontakt- und Informationsstelle zur Anregung und Unterstützung von Selbsthilfegruppen: www.nakos.de

Treffpunkt für Menschen mit Laktoseintoleranz (das Portal bietet auch Informationen für andere Nahrungsmittelunverträglichkeiten): www.libase.de

Deutsche Zöliakie Gesellschaft e.V.: www.dzg-online.de

Österreich

Portal Selbsthilfe in Österreich: www.selbsthilfe.at

Österreichische Arbeitsgemeinschaft Zöliakie: www.zoeliakie.or.at

Schweiz

Koordination und Förderung von Selbsthilfegruppen in der Schweiz: www.kosch.ch

IG Zöliakie der Deutschen Schweiz: www.zoeliakie.ch

Register

**Bibliografische Information
der Deutschen Nationalbibliothek**
Die Deutsche Nationalbibliothek verzeichnet diese Publikation in der Deutschen Nationalbibliografie; detaillierte bibliografische Daten sind im Internet über http://dnb.d-nb.de abrufbar.

Programmplanung: Uta Spieldiener
Redaktion: Susanne Warmuth
Bildredaktion: Christoph Frick

Umschlaggestaltung und Layout:
CYCLUS Visuelle Kommunikation, Stuttgart

Bildnachweis:
Coverfoto: Plainpicture
Fotos im Innenteil:
Plainpicture: S.3; Micro-Medical Instrumente GmbH: S. 55;
Holger Münch, Stuttgart: S. 4, 10, 38, 64, 128, 142
Illustrationen: Andrea Schnitzler, Innsbruck

Wichtiger Hinweis: Wie jede Wissenschaft ist die Medizin ständigen Entwicklungen unterworfen. Forschung und klinische Erfahrung erweitern unsere Erkenntnisse. Ganz besonders gilt das für die Behandlung und die medikamentöse Therapie. Bei allen in diesem Werk erwähnten Dosierungen oder Applikationen, bei Rezepten und Übungsanleitungen, bei Empfehlungen und Tipps dürfen Sie darauf vertrauen: Autoren, Herausgeber und Verlag haben große Sorgfalt darauf verwandt, dass diese Angaben dem Wissensstand bei Fertigstellung des Werkes entsprechen. Rezepte werden gekocht und ausprobiert. Übungen und Übungsreihen haben sich in der Praxis erfolgreich bewährt. Eine Garantie kann jedoch nicht übernommen werden. Eine Haftung des Autors, des Verlags oder seiner Beauftragten für Personen-, Sach- oder Vermögensschäden ist ausgeschlossen.

2., vollständig überarbeitete Neuauflage 2014

© 2009, 2014 TRIAS Verlag in MVS
Medizinverlage Stuttgart GmbH & Co. KG
Oswald-Hesse-Straße 50, 70469 Stuttgart

Printed in Germany

Satz und Repro: Fotosatz Buck, Kumhausen
gesetzt in: Adobe InDesign CS5
Druck: AZ Druck und Datentechnik GmbH, Kempten

Gedruckt auf chlorfrei gebleichtem Papier

ISBN 978-3-8304-8017-4   1 2 3 4 5 6

Auch erhältlich als E-Book:
eISBN (PDF)   978-3-8304-8018-1
eISBN (ePub) 978-3-8304-8019-8

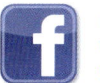

Besuchen Sie uns auf facebook!
www.facebook.com/
gesundeernaehrungtrias

SERVICE

Liebe Leserin, lieber Leser,

hat Ihnen dieses Buch weitergeholfen? Für Anregungen, Kritik, aber auch für Lob sind wir offen. So können wir in Zukunft noch besser auf Ihre Wünsche eingehen. Schreiben Sie uns, denn Ihre Meinung zählt!

Ihr TRIAS Verlag
E-Mail Leserservice: Kundenservice@trias-verlag.de
Lektorat TRIAS Verlag, Postfach 30 05 04, 70445 Stuttgart, Fax: 0711-8931-748

Weitere Bücher zum Thema

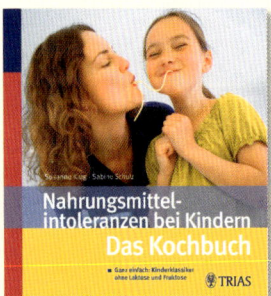
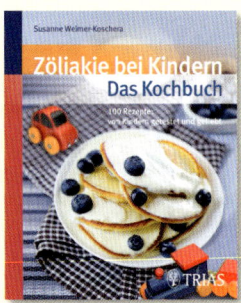
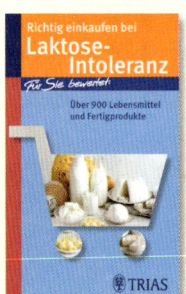
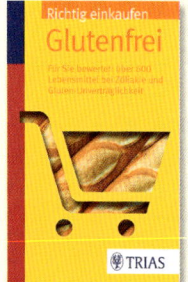
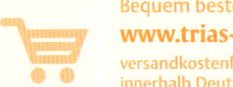

Fruktose
Laktose
Histamin
Sorbit
Gluten
Univ.-Doz. Dr. med. Maximilian Ledochowski
Wenn Brot & Getreide krank machen
Gluten-Intoleranz, Zöliakie – oder was sonst?
TRIAS

Zöliakie
Einfach auf glutenfrei umstellen
TRIAS

Muriel Frank
Backen ohne Gluten
TRIAS

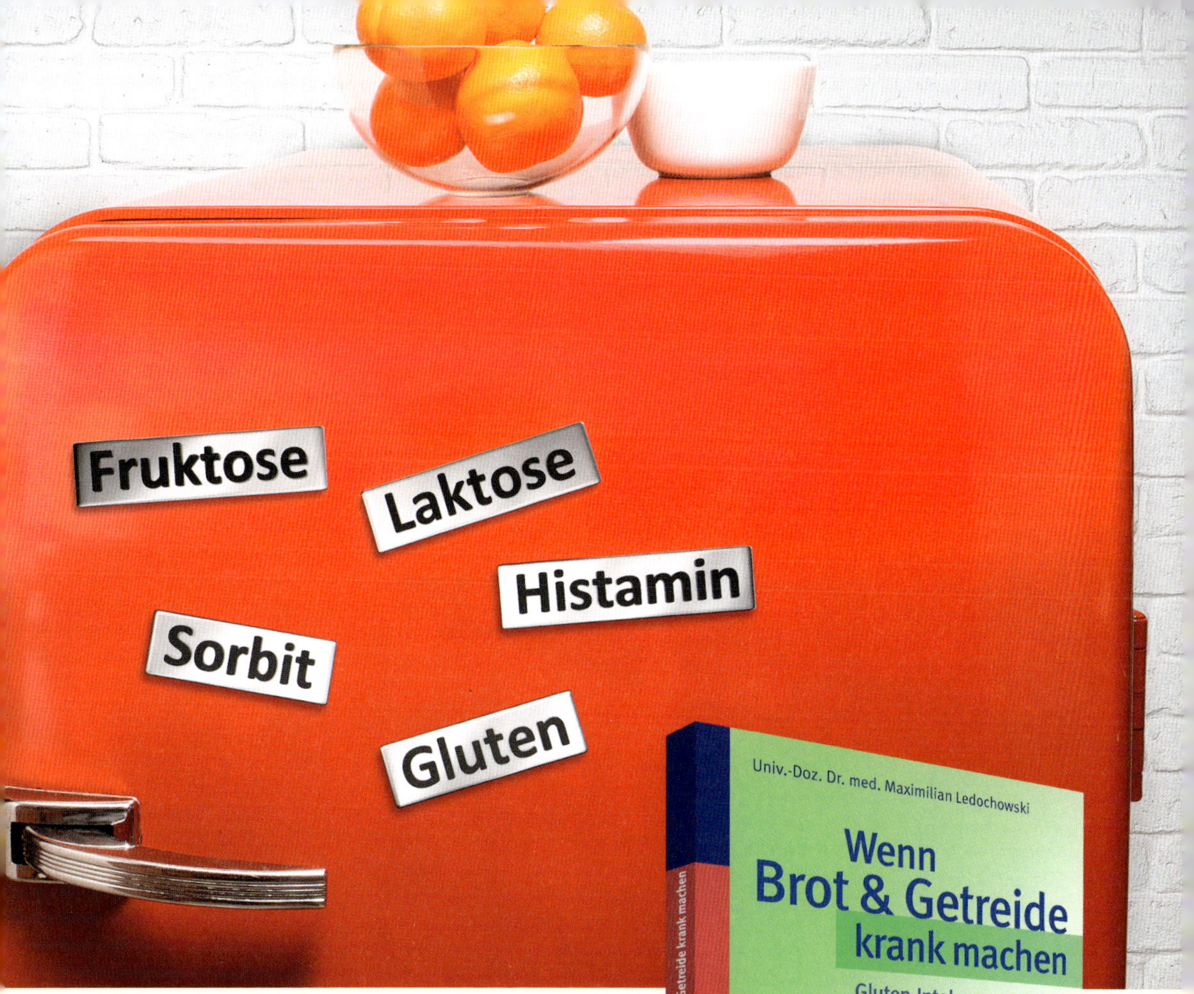

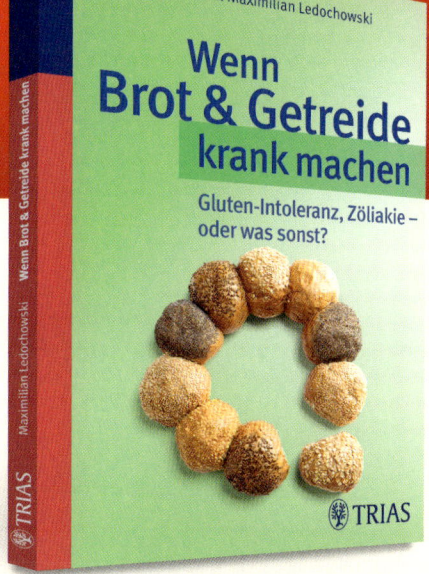

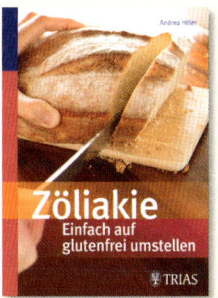

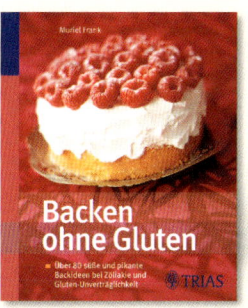

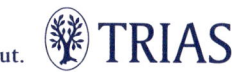

So schmeckt es trotzdem

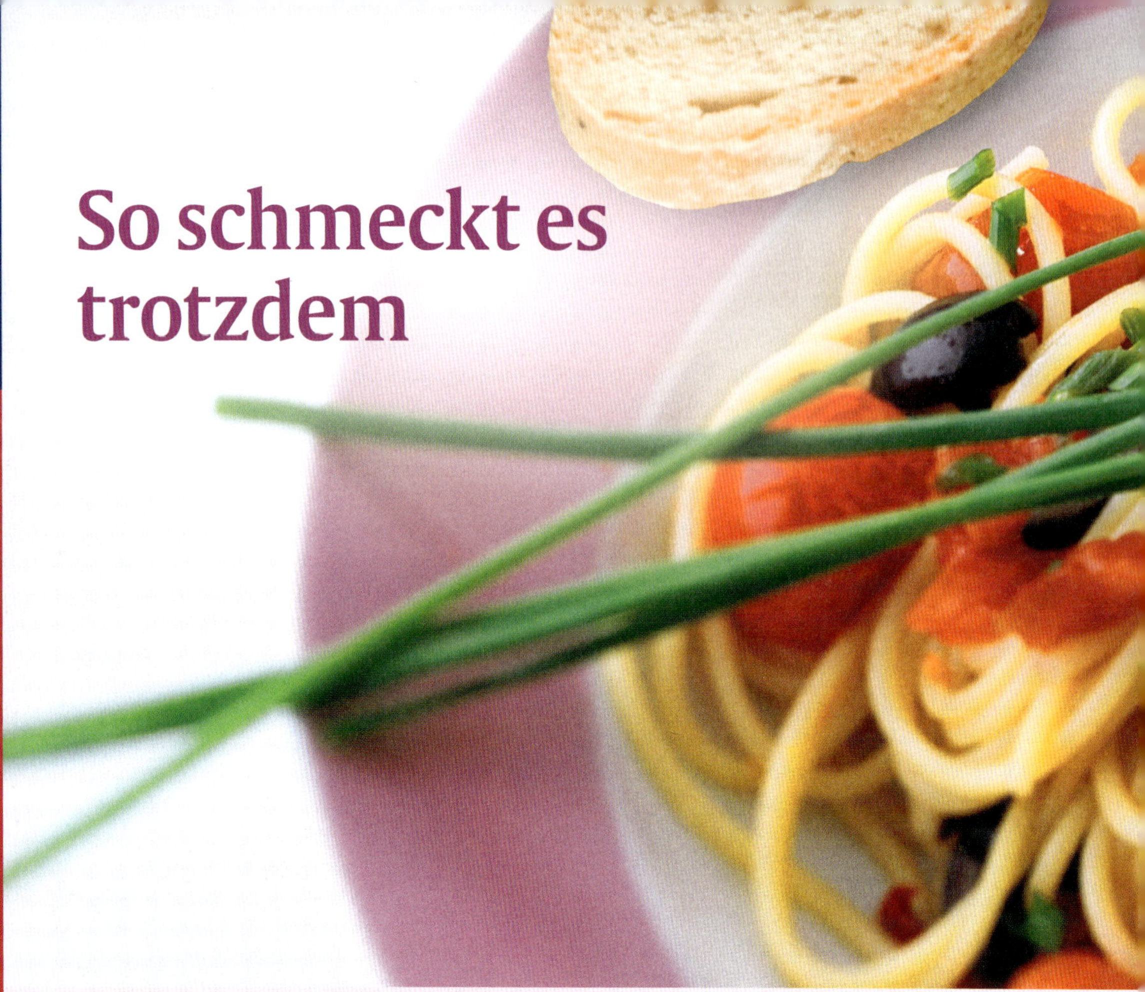

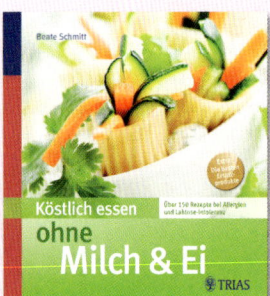
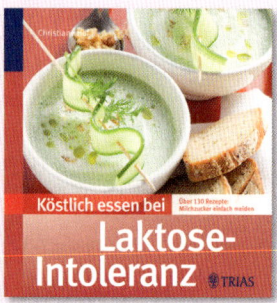
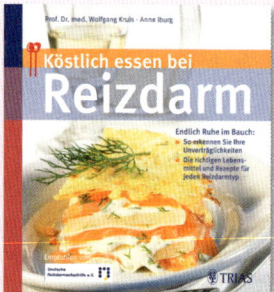

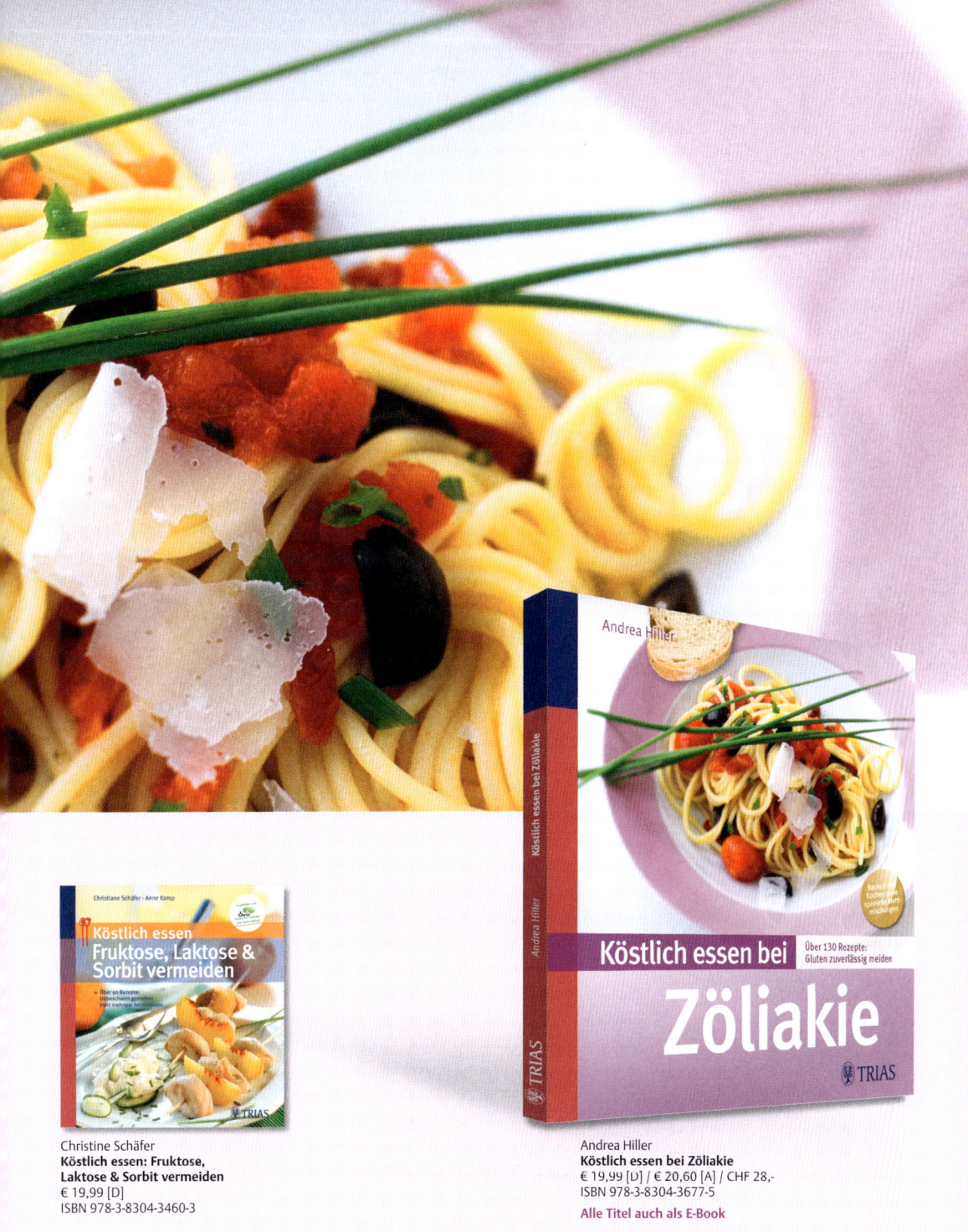

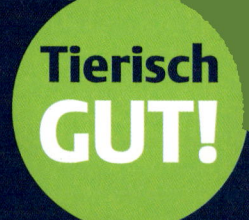
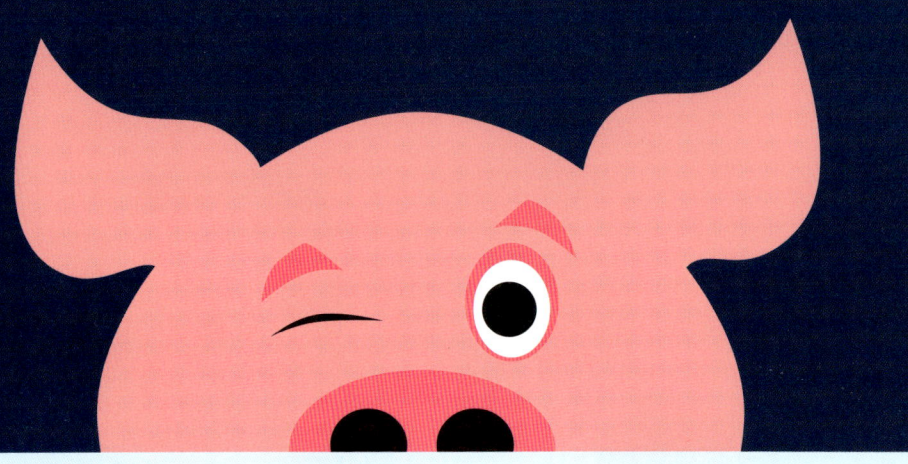
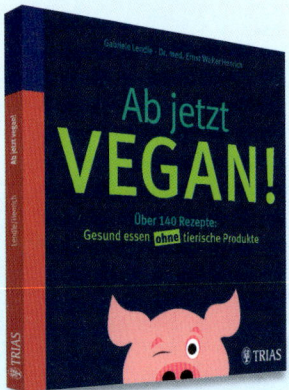
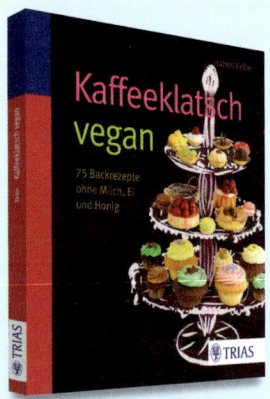
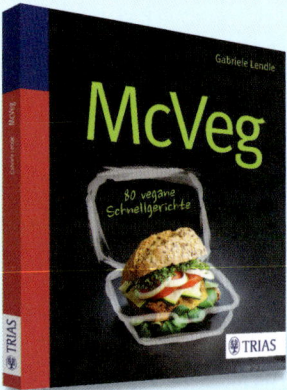

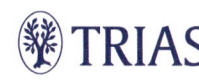